喚起體內的神醫（一）總論篇

歐陽英教你成為自己的養生大師

歐陽英 著

目 錄

讓您在家就能當大師

　　二十一世紀的今天，是一個醫療日新月異的時代，但不論醫療有多麼進步，還是不能完全消除疾病，疾病種類同時也跟著增加；癌症時鐘每年都在縮短，文明病、慢性病的人數，更是呈現增長的趨勢，所以從整體看來，醫療技術雖然進步了，但人們的健康並沒有跟著改善。

　　西醫的治療方式，偏向「消除症狀」，而不是找到病因來根治，所以從某方面來說，西醫只能改善急性發作，不算是真正把整個病況「完整地治癒」。這也就是為什麼在數百年的西醫實證醫學之下，在世界上還有各種「自然療法」能繼續流傳的原因，因為自然療法的著眼點跟西醫完全不同，它是從「整體的平衡」來看待健康的；不論生的病是哪一種，只要能讓體內各系統的運作回到平衡，病自然能改善或痊癒。

　　然而，現代的自然醫學，有別於古代的巫術或胡亂吃草藥，現代的自然醫學，著重的是怎樣設計、配套來治療，才能「真正產生療效」，而不是「多多少少吃一點，有吃就有健康」的概念。給病人的食療內容，必須要能供給患病期的營養，還要避免掉不適合的食物，這樣他的康復才會快又好！

　　很多人在養病期會有這樣的顧慮「A 也不能吃、B 也不能吃」、「聽說 XXX 很好，我們可以吃嗎？」等等的問題。究竟，生病的人

是多吃一點好，還是少吃好？是吃營養的補充品好，或生機飲食店推薦的養生食物比較好？還有吃得少會不會營養不夠？吃太多會不會影響到疾病的復原？

　　面對未知，我們總會有非常多的擔心，而這正是這套書想要為大家解答的問題。從最核心的生機與健康概念、針對各病症要注意的事到如何料理食養三餐，我們提供的是完整的營養計畫，一次一個月，可以規劃成半年的完整食譜，不但連敏感的手術後、癌症治療中的病人都可以用，一般的小毛病、無病養生也能使用。

　　我們期許這套書能成為讀者「最齊全的自療寶典」，面對疾病的最有力依靠，當醫生確診後您可以翻開這本書為自己安排完整並妥善的營養計畫，本書使用到的內涵包括營養學、中醫、藥草及病理知識，更重要的是我三十多年來的經驗，陪伴許多癌症病人走過康復之路。在這些背景下，我可以確定的是，這套食療、保健的方式，可以治好八成的後天病，如果能確實實行的話，只要四到六個月，就能看到明顯的改善。至於先天性的疾病跟少數不可逆轉的後天病，雖然無法斷根，卻也可以透過這套系統得到最好的生活控制，並避免未來的生活品質繼續走下坡。

　　只要學會排食譜，不論大、小病都能自救，輕輕鬆鬆地在很短的時間內，就能排出治病、救命的食譜，不需遠求養生大師，自己在家就能當大師！

1

成功啟動自癒力
8成後天病半年可逆

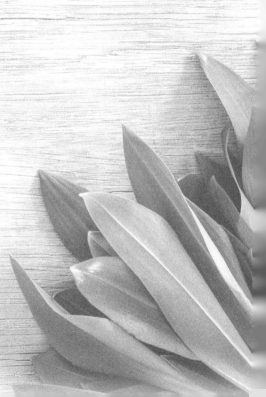

自然醫學的治病原理：啟動自癒力

　　很多人生了大病之後，就開始研究要「怎麼吃」、「可以吃什麼」、「不可以吃什麼」、「該吃多或吃少」……。其實，診斷、治療要靠醫生，而我們在家可以做的，就是靠「自癒力」來療養；但是，「飲食」只是啟發自癒力其中的一環，本書期待讀者不只是做到健康飲食，更希望傳達的觀念是「健康的生活模式」，所以本書的排餐計畫雖然是以飲食為中心，但如果真的想啟動自癒力、療癒疾病，甚至達到完全的健康狀態，還需要其他方面的配合，像是睡眠、運動、排便等等，這部分的學問不小，我們在後面章節都有詳述。

　　那麼，「自癒力」可以療癒到什麼程度？很多人對自癒力的印象是每天晚上因體力耗盡而入睡，早上起床之後就會補足活力，這是一種「補充性」的概念，但是，自癒力的運作方式不只於此，事實上它非常奇妙，它有能力自動偵測發炎或疾病的組織，主動進行修復，這是我推廣食療三十多年來的體悟之一。

　　這也是任何自然醫學想要傳達的概念，那就是現在的科學仍無法完全理解人體運作的所有機制，所以我建議，使用最天然的方式，再搭配西醫的治療，才可能內外兼具地達到最佳治療效果。

　　就拿最嚴重的癌症當例子來談吧！「癌症」一直普遍被認為是身體的死敵。但其實這種「敵對」的觀念並不盡然正確。

　　人人得而誅之的癌細胞，其實是一種人體「自己」產生的細胞，

它之所以變形為癌細胞，是因為有許多毒素，到處在體內竄流與危害器官，而為了維護生命繼續活下去，人體的正常細胞自行就轉變為癌細胞。

癌細胞其實是像「清道夫」一樣，會把肝臟過濾不了而跑進血液中的毒素，集中在體內某處，形成一個所謂「垃圾場集中廠」，把毒素集中起來，以確保身體其他地區不受汙染，而這個垃圾場日積月累就形成了「腫瘤」。

接著如果毒素愈來愈多、清理不完，一個腫瘤不夠，就會再出現另一個腫瘤，這就是我們眼中一發不可收拾的癌症「擴散、轉移」現象。但是說穿了，其實癌細胞只是在捍衛我們的健康，它是為了包裹過量的毒素才變形成可怕的腫瘤，癌細胞本身並不是萬惡之矢！就好像垃圾太多，我們不該去怪罪清道夫一樣，這種「聞癌色變」、得而誅之的想法只是治標不治本，真的想要遠離癌症體質，治本之道其實不是移除癌細胞，而是「減少毒素」。

再說，當得知罹患癌症時，癌細胞的突變早已形成，早已跳脫免疫系統的追殺，甚至聰明地產生抗藥性。這種用強勢手段來逼它就範的方法，就像是「打小孩」一樣，當孩子不聽話時很多父母會打孩子，開始或許有些效果，但是打久之後親子關係只會越變越壞，到最後一發不可收拾。所以，癌症跟親子關係一樣，如果不是從根本來改善，未來復發的可能性還是不小。

孩子變壞是「環境」問題，不是孩子的本質問題；環境不改，孩子就會永遠壞下去。

有些人罹癌，立刻接受化療，想辦法用最毒的藥物來撲殺癌細胞。以毒攻毒的化療藥，的確可以殺死癌細胞，但是也把好細胞一併殺死了，身體變得很脆弱。一網打盡的結果，就是免疫系統當機，自

癒能力同時也奄奄一息。這終究只是救急之道,不是治本的方法。

　　我專注於食療領域超過三十年,三十年來看過無數癌症病人,其中也有許多西醫束手無策,已經放棄的末期癌友,他們竟然可以存活下來,都是因為體內的這位神醫——「自癒力」發揮了功效,所以不要認為療法只有一種;聰明的病人應該多方瞭解各種療法的優缺點,瞭解怎麼為自己的健康負責。

　　罹癌之後,病人生活的重心除了擺在醫院的治療,還應該努力改善飲食習慣、反省自己,保持身心靈的潔淨。要認知治癌**「不是癌細胞減少,而是好細胞增加」**的概念,身體的免疫系統要增強,自癒力要啟動,才是正本清源的方法!

　　所以,如果連最難治的的癌症都可靠食療、調整生活模式改善,那麼其他的健康問題也就不是太大的問題了!

　　接下來,讓我們一步一步認識「自癒力」——這位體內的神醫是怎麼發揮作用的。

生病要先看醫生,同時食療調養

　　我一直強調,生病一定要先找醫生看,不要以為自己就能診斷疾病,尤其是在急症發作時,不要盲目認為靠著「休息」就能好轉。在看病的同時,也要改善錯誤的飲食習慣;以西醫與食療並進,可以一方面消除症狀,一方面保護細胞,這樣雙管齊下的效果最好。

　　講得深入一點,西醫雖可抑制症狀,卻有「阻斷」自然生化反應的後果。舉「發炎」為例,發炎是身體對抗外來病毒、抗原的正常反應,發炎會讓患部「紅、腫、熱、痛」,西醫為了趕緊消除這些症狀,常用鎮痛解熱劑或抗生素讓患者的症狀立即獲得紓解。不過問題是症狀消失之後,就表示病痊癒了嗎?絕對不是,這只是短暫性的

「抑制」作用而已，實際上是「阻斷了免疫系統的正常反應」。如果每次發炎都使用藥物減緩症狀，久而久之，天然的免疫力就會下降。

而以食療法治療「發炎」，是鼓勵患者多吃清熱解毒、清淡的食物，如綠豆、瓜類、蘿蔔、空心菜、魚腥草等等，這類食物可以維持細胞活性，幫助免疫系統調節，讓局部患部與整體健康慢慢回到平衡。這種療法跟西醫不能說是「衝突」，卻可以說是完全不同的兩種系統，也各自有不同的效果。

所以我要再強調一次，懂得善用西醫與自然療法才是聰明的患者，不論疾病大小，不要偏廢兩者的其中之一。

尤其西醫的長處是有科學儀器、手術來確診與治療疾病，在某些情況下還是必須要仰賴現代醫學，不要認為自然醫學能治療所有疾病，就自己當起醫生，這樣偏執的結果有可能導致無法彌補的傷害，到最後對健康反而是不利的，那就與我們的初衷背道而馳了！

「真食物」每秒治療不間斷

疾病的發生只是一個「果」，其實在病發之前，體內已有長久的病程累積，只是多數人難以發現，大多要等到醫師診斷之後，才會從不同的角度來重新審視「健康」這個概念。

從我的眼光看來，「健康」的意義大不相同。如果我們可以化身為極小的分子，潛入人體體內去探索，會發現生命的存在其實是能量不斷在「新陳代謝」中遞嬗的過程。這種「能量轉換」是從食物的攝取開始，接著在體內釋出能量，之後幫助細胞生長、修補，最後成為廢物被「代謝」出人體，而完成的循環。

這個循環是生命存在的每一秒鐘都在持續的，包括我們在睡眠不自知的時候。所以任何對身體有益的飲食、作息，甚至愉悅的情緒，

都「時時刻刻」地在影響著我們的健康狀態。

　　因為「食物」是能量的提供者，所以想用食療治病，就要盡量讓體內的水分、溫度、鹽類、血糖……濃度，盡可能隨時維持在一定範圍內，才能確保新陳代謝的過程正常進行；也就是說，「食物」是支持新陳代謝順暢的基礎，也是人體自癒力運作的材料。

　　被喻為「營養學界達爾文」的普萊斯醫師（Weston A. PriCe）曾經公開原始民族不生病的秘密，普萊斯醫師用了 10 年的時間，走遍全球五大洲、數百個城市與原始部落，再加上之後 10 年的後續分析，證實了現代飲食會導致「體質退化」。

　　他發現只吃原始飲食的斐濟人從不刷牙，蛀牙率卻比文明世界的人少，在澳洲小島吃原始飲食的民族只有一個癌症案例，同一區吃現代飲食的白人卻已動過 300 次腫瘤手術。令人很難想像，真食物對身體的影響竟然這麼大！

　　「We are what we eat」，吃什麼就成為什麼，現代飲食文明、美味又多樣化，還添加很多人工色素，並不是以「天然健康」為基礎的飲食方法。根據研究，非洲內陸部落的原始飲食，比現代文明飲食多了 7.5 倍的鈣；紐西蘭毛利人飲食多了 58.3 倍的鐵；波里尼西亞人飲食多了 7.2 倍的磷；原始愛斯基摩人飲食多了 49 倍的碘……。所以吃無添加、無加工、沒有過度烹調的原始飲食，才能吃到「真食物的救命營養」。

　　非常有意思地，當足夠、正確的營養一旦扮演了火車頭的角色，讓新陳代謝加速了，你會發現人體本身就是最好的修理工廠；自癒力一啟動，身體將一個接著一個朝好的方向去改善。假設有個人一向睡不好，當自癒力啟動時，身體就會從肝臟先行改善；在肝臟進行修復的期間，人會覺得很愛睏；而肝臟修復到一個程度之後，自癒力又會

自行尋找另一較弱的臟器或組織來改善，於是人的精神、主觀感受也會改變，這個過程是非常神奇的！

就這樣經過周而復始的調整，直到人體所有的臟器和組織都完全正常為止，此時人也回到所謂完全健康的「中性體質」，不但已經擺脫疾病，而且身心都感覺到平衡。

真令人驚嘆啊！這套修復系統是如此地精密，現代醫學即便再進步，都很難完全瞭解它的機轉原理，更無法擬造類似的生理系統，所以當我對人體的理解、經驗越多，就越感覺到造物主的精妙與偉大，並且見識到自癒力渾然天成的強大威力！

4 個月改善紅血球是體質革新的關鍵

逆轉體質的途徑就是「改善紅血球的健康」，「紅血球」的狀態是可以在顯微鏡下客觀觀察出來的指標。當身體生病時，紅血球也會遭受破壞、功能降低，外型會變得畸形怪狀或者成堆黏在一起，呈現不健康的狀態。而紅血球的主要功能是輸送氧氣，如果紅血球的功能減弱，可想而知各種大、小疾病一定會接踵而來。所以，改善紅血球的攜氧能力是提升自癒力的重要途徑。

紅血球的生命週期大約是 4 個月、即 120 天，也就是說，大概每 120 天，體內的紅血球就會全面更新一次；所以，如果持續以良好的方式，調養生活超過 120 天，紅血球就可望變健康。而根據經驗，一般人最慢也能在 6 個月內，感受到身體已開始轉好了。

　　在這裡要提醒的是，這 4～6 個月的時間，對某些原本大魚大肉的病人來說較難適應，不過這是邁向健康必要的轉換期。食療跟藥療不同，有句話說：「是藥三分毒」，藥物的濃度較高，是救急用的；進行食療其實是在建立一種新的生活模式，讓此後可免於病痛之苦，所以請一定要有耐心，等到轉換成功之後人的味覺跟精神狀態都會跟以前大不相同，會是另一番新氣象。其實，改變飲食方法不如預想中的那麼受到限制，請耐心地至少實行 4 個月，就可看到改善。

認識攜氧大功臣：紅血球

紅血球的各種形態：

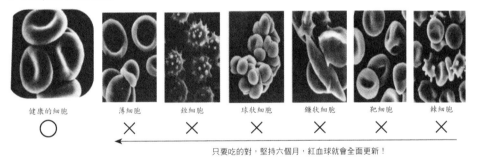

| 健康的細胞 | 薄細胞 | 鋸細胞 | 球狀細胞 | 鐮狀細胞 | 靶細胞 | 棘細胞 |
| ○ | × | × | × | × | × | × |

只要吃的對，堅持六個月，紅血球就會全面更新！

　　我們以糖尿病採血的採血針，由指頭取一滴血，透過 1,600 倍的顯微鏡放大，稱為「一滴血檢測」，可清楚看到血球的樣貌。

　　健康的紅血球會各個分開，像圓圓的燒餅，四周厚、中央薄，形狀非常漂亮，有這種紅血球的人精神、體力一定都很好，大多都是素食者居多。

　　紅血球從哪來的？是從骨髓造的，骨髓就是單純的造血器官。「紅血球」是血液中數量最多的一種血球，紅血球有九成是由「血紅蛋白」組成，「血紅蛋白」是一種含有「血紅素」和「蛋白質」的分子，主要功能是攜帶氧氣到全身，平均 1 個紅血球可存活 120 天。

紅血球十分重要，因為我們就是這樣靠紅血球載運細胞需要的氧，帶出不要的廢氣，才能順利存活。

其他的薄細胞、銼細胞……等各式奇形怪狀的紅血球，有些是肝不好，有些是缺水、缺氧，有些則是吃得太油所導致的。在顯微鏡下這些殘酷的事實都一一呈現出來，讓我們不得不正視自己身體出問題的證據。讀者也可以自己找顯微鏡檢驗一滴血，看看自己的紅血球是不是呈現健康狀態。我們食療的目的，就是 4 到 6 個月就把紅血球變健康!

逆轉病情的要訣與方法

4 招讓你逆轉病情

吃適合自己的營養食物，是提供自癒力啟動的能源，但對於重症患者來說，「吃對食物」只是基礎功課而已；若想要逆轉病情，獲得完全的健康，就要多管齊下，從多方面帶動身體擺脫負面循環，進入正向循環。

想病情逆轉要從 4 個途徑一起下手：

逆轉病情第一招：一天排便 2～3 次

糞便可以為我們身體排出毒素，通過糞便的顏色、形狀也可以辨別一些疾病。比如糞便混雜血液，可能是有潰瘍或體內出血狀況。如果糞便呈柏油樣黑色，應該可以判斷是體內出血，通常體內血量一般

達 60 毫升以上時會使糞便呈黑色。很多人不覺得吃油炸食物有什麼不好，其實用糞便做測試就知道，只要連續三餐只吃油炸食物，你會發現糞便沾黏光滑的馬桶上，連沖水都沖不掉。

想像一下，這樣的東西停留在腸道裡有多毒。毒素停留在體內，就好像抽油煙機上所殘留的油漬，很難擦拭掉，宿便一多，身體就愈糟。

很多人問我「多久沒排便算是便秘？」，一般的標準是三天，但我認為那已經是非常嚴重的便秘。排便就像每天都要倒垃圾一樣，我們一天如果吃三餐，正常來說也應該一天要排便兩到三次才能清乾淨。很多人以為一天排一次就夠了，但我會說一天只上一次大號是輕度便秘，兩次是標準，最好的情況是一天要排三次便。

怎樣做到一天排三次便？食物中的膳食纖維就非常重要，要大量從蔬菜水果當中來攝取。當然，也要多喝水、多運動，這樣排出來的便是不臭的，相對來說就是比較健康，會臭的便是腐朽菌過度發酵，表示腸道有益菌較少。

若一週內大便少於三次、連續三天都沒有排便，或感覺排便不乾淨，就是便秘了。正常人一天排一次便，但真正的健康，應該像嬰兒一樣，一天排三次便。如果沒法達到三次，至少每天養成排便兩次的習慣，一次是早晨睡醒之後，先把前一晚累積在腸道的宿便排掉；另一次則是在晚上，把當日白天攝取的食物排掉大部份。

逆轉病情第二招：睡眠要好

睡眠跟自癒力的關係非常密切，由於白天身體不斷在消耗能量，眼睛在看、嘴巴在講話、腳在走路……，每一項活動都在消耗能量。所以多數人下午比上午累，晚上比下午累，也就是說，白天消耗的能

量多，會愈來愈累。

晚上則不同，晚上因為人體因呈完全休息狀態，眼睛閉著、手腳也不動，能量便得以蓄積，幾乎完全用於人體的修復，因此睡眠時正是自癒力最積極發揮功能的時候，要好好把握！

此外，我們經常會發現有兩種極端的狀況，有人睡醒時，全身通暢、精神百倍；有人早上起床時卻痠痛加倍，這表示這兩種人的自癒力截然不同。這種睡醒後精神很差的人，就表示還要設法多方做努力，來提升自癒力。

我們都知道睡眠相當重要，但究竟一天要睡多久呢？一般認為，我們每天應該要睡滿 8 小時，這個答案其實並不完全對。就像嬰幼兒的睡眠時間較長，而上了年紀的老人家睡眠時間則變成又短又淺。你知道你一天該睡幾小時嗎？其實只要懂得評估起床後的精神狀態，就能找到最適合自己的睡眠時數。透過每天記錄睡眠狀態，可以觀察出最適合自己的睡眠時數，也能更清楚掌握健康狀況。

每個人睡不著的原因不一樣，為了幫助大家更容易入眠，我設計了好眠九招，請參本書第 64 頁。

逆轉病情第三招：整腸健胃

「腸道是人體的第二個腦」，是人體重要的免疫器官，在系統上屬於獨立運作的，不受大腦主宰，即使在睡眠中，仍擔負著吸收水分與儲存糞便的功能，為的是秒復一秒地將人體所需的養分輸送到身體各器官與細胞。一旦腸道出問題，身體無法得到營養，細胞便成為老弱殘兵，難以抵抗外來病毒或癌細胞的侵害。所以想要逆轉疾病，一定得整腸健胃，讓排便順暢。

人體消化系統的運作是這樣，當我們吃進食物了之後，它們會先

在胃裡被消化成食糜,然後下降到小腸;食糜到了小腸,裡面所含的「養分」會被吸收;接下來,被吸掉養分的食糜再來到大腸,大腸的腸壁則會吸取大部分的「水分」,這時的食糜已變成糞便;最後,糞便會經由直腸從肛門排出,這個階段就稱為「排便」。

但如果我們的大腸裡有些宿便或廢物,堵塞住排洩管道,就會引起「便秘」,便祕會讓毒素積聚在體內出不來,大腸長期被宿便毒害,影響到的就不只是大腸本身,而是整個免疫系統的健康。對人體要防止便秘,一定要多喝水,吃高纖維食物,常運動,這是基本原則。

很多人在起床後沒多久,就能自然產生便意,因此多數人都是在清晨排便的。大部分的人都沒有睡前排便的習慣,也不知道睡前排便跟健康究竟有何關連。其實,「睡前排便是健康的火車頭」,能夠帶動全身上下的健康。我從 1981 年開始研究生機飲食,迄今已超過 30 年,曾輔導過無數的病人;從長年臨床照顧病人的經驗中,我得到一個最重要的心得:「睡前排便」是幫助病人突破健康瓶頸的重要轉捩點!

我們前面提過自癒力能夠修補組織,讓傷口、疲憊感與病痛獲得痊癒,生病的人一般免疫力及抗病力都低落,自癒力也下降。而自癒力的強弱,跟「新陳代謝」的快慢有密切關係,排便不但是人體排毒的管道,也是新陳代謝的重要途徑。至少每天養成排便兩次的習慣,一次是早晨睡醒之後,把前一晚累積在腸道的宿便排掉;另一次則是在晚上,把當天日間攝取的食物排掉。

睡前排便可以排空大腸,讓小腸與胃的食糜加速進入大腸,也就是說,睡前排便加速了新陳代謝的運作;新陳代謝快,自癒力就強;尤其是在夜晚這個修復力最強的時候,更能加強自癒力的強度。所以

只要能養成「睡前排便」這個習慣,就能加速身體的淨化,突破健康上的瓶頸。

逆轉病情第四招:身體鍛鍊

要活就要動,身體鍛鍊能使氣血暢通,加速新陳代謝,恢復身體精力和機能。本書附贈的光碟裡,有我要跟大家介紹的幾個重要的運動,可以幫助大家活化細胞,全身柔軟不僵硬。

包括:

1. 樂活長壽操
2. 少林十巧手:手療操
3. 四維頸椎鍛鍊
4. 游龍功

(請見本書盒最下面有一片「DVD1 歐陽英老師親自示範光碟」,裡面有教學影片)

會喝水,身體才會好

足夠的水分不但能防病、強化免疫系統,還能有助於排便、促進新陳代謝,使人健康又漂亮,擁有年輕的腸道。喝水很重要,我們不但每天要喝足夠的水,也要講究飲水的品質,以下是喝水的原則:

正確喝水法

1. 最佳飲水量是「體重公斤數×40c.c.飲水量」。

   例如:體重 60 公斤的人,每天需要 $60 \times 40 = 2400$ c.c.飲水量。流汗、運動或吃較鹹的食物,或腹瀉時,都需要立刻補充足夠的水分。一天至少要喝 4 次水,建議時間如下表:

時間	喝水量（c.c.）
早上起床	300～500
上午 9 點～11 點	500～800
下午 2 點～5 點	800～1000
晚上睡前[1]	200

2. 除了喝水，也可以喝淡鹽水，淡鹽水能清腸、通便；如果是高血壓、腎臟病、手腳有浮腫的人，便可以喝蜂蜜水。糖尿病患與癌症患者不能吃糖，可以改成魚腥草茶。

喝水「三不」

一、不喝千滾水（反覆煮的水）

昨天沒喝完的水，今天又拿來煮，甚至連續重煮好幾天，一煮再煮，會導致濃度增高；除了重金屬鉛、鎘或石棉纖維外，水中很可能還含有亞硝酸鹽的化學物質，這種千滾水常喝容易中毒。

二、不喝山泉水

假日出遊踏青，遇到清澈見底的山泉水，清涼宜人，有些人忍不住一時興起，便大口猛喝；此刻千萬不要有樣學樣，這種暴露在山郊野外的水，一定帶有鳥獸的排泄物、昆蟲的屍體，以及肉眼不易察覺的細菌、寄生蟲等，若貿然喝下，很容易導致急性腸胃炎。

三、不喝三精水

出門在外時，常會接觸到一些五顏六色的飲料，這種飲料可稱為三精水，水中會添加糖精、香精、色素，廣告打出水果香味，其實都

1　如果擔心夜尿影響睡眠，宜在睡前 2 小時喝，並在就寢前上廁所。

是添加物。

睡前排便，是啟動自癒力的關鍵！

請記得以下的重要觀念：

1. 提升自癒力的黃金時段是晚上，而不是白天。

2. 自癒力的強弱與新陳代謝的快慢成正比。

只要養成睡前排便的習慣，便能排空大腸，讓小腸與胃的食糜加速進入大腸。也就是說，睡前排便加速了新陳代謝的運作。

新陳代謝加快後，自癒力便開始提升。

睡前排便的要訣

一、睡前一杯果汁或潤腸茶

天然水果像是木瓜、香蕉，都含有豐富的天然酵素，能夠幫助消化排便。最好是在晚上 8 點半喝，喝完之後去如廁。如果覺得打蔬果汁太麻煩，也可以喝潤腸茶。潤腸茶是酵素、蜂蜜、醋的調配，成分與胃裡的消化液差不多，因此可以刺激腸胃、促進腸道蠕動，隨之增強排便感。

以下推薦兩道食譜給您參考：

A. 香蕉木瓜果汁

材料：香蕉 1 條、木瓜 0.5 個

做法：

1. 香蕉去皮切小段、木瓜去皮去子切丁。

2. 二者加冷開水 200c.c.，入果汁機拌勻，即可趁鮮飲用。

B. 潤腸茶

材料：酵素 20c.c.、健康醋 10c.c.、寡糖 10c.c.、蜂蜜 10c.c.。

做法：將所有材料加溫冷開水 300c.c.，調勻即可飲用。

二、咖啡灌腸

灌腸是一種被動排便的方式，如果能自動排便當然最好，但是萬一排不出便，採用灌腸方式也是可以的。一般的灌腸採用煮過的冷開水，咖啡灌腸是用煮開的咖啡液來幫助腸道蠕動，咖啡灌腸不僅能清腸、止痛，還有促進肝臟排毒的效果。日本醫師新谷弘實自己本人就是咖啡灌腸的實踐者，由於咖啡因可以促進穀胱甘肽酶的分泌，這種酶是排肝毒和消除自由基最重要的酵素，並且咖啡灌腸可以清除肛門附近左側的大腸，那裏也是大腸最容易藏汙納垢、宿便最多及惡菌繁殖力最強的地方。只要腸道乾淨，人就不易生病。

三、抬臀運動及抬腳運動

A. 抬臀運動

1. 雙腿彎曲平放床上。

2. 縮小腹，抬起腰與臀部，使腰臀離開床面。

3. 慢慢放下腰部與臀部，這樣重複做多次。

B. 抬腳運動

在肚子下方放枕頭，俯趴讓肚子靠在枕頭上，慢慢將腳抬起，再慢慢放下，這樣做 15 次，再換另一腳，最後，兩隻腳一起抬起放下，這樣重複做多次。

2

只要10分鐘
養生食譜自己開

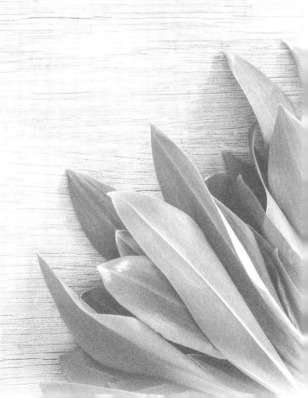

提升自癒力的 5 個要訣

　　我常常強調「生命會自尋出路」這句話，是因為人體有免疫系統，當免疫系統運作正常時，細菌病毒即使入侵，血液中的「白血球」會迅速將細菌病毒撲滅掉！

　　然而，現代人在「生命自尋出路」的過程，會經歷一番嚴苛的考驗！原因在於現代人飲食不當或生活作息混亂，導致抵抗力下降，因而衍生出各種「慢性文明病」。

　　「慢性文明病」幾乎都要長期靠藥物來控制。倘若在服藥的過程中，不即時改正錯誤的飲食與生活作息，那是絕對無法根治的。但是，若能一面求醫，一面積極調整三餐飲食，多喝對症飲料或對症果菜汁，並早睡早起，持之以恆做晨間運動。不出半年，身體健康一定能大大改善，或許在複診時，醫生會恭喜您，可以減藥，甚至停藥。

　　只要掌握以下五個要訣，與生俱有的「自癒力」便可以重新恢復！

一、 身體裡外要潔淨

　　不僅要拒絕污染的食物、水、空氣進入體內，更要加速排毒。多喝水，利尿排毒；多吃水果，多吃粗纖維，通便排毒；多運動或熱水泡腳，逼汗排毒，讓體內廢物毒素完全排除掉！

二、把體質從酸性變成弱鹼性

「酸性體質」是容易生病甚至罹癌的體質，自癒力明顯下降，建議酸性體質患者最好改為素多葷少或是全素，並且要少油、少鹽、少糖，讓病態的酸性體質，轉變為健康的弱鹼性體質。

三、生食比例一定要高

三餐吃「全餐」，營養就可以均衡完整，並且「生食比例」要提高，譬如：

1. 「水果」一天吃兩次。
2. 三餐的餐前要吃「生菜沙拉」。
3. 晚上再喝一杯「果菜汁」。

生食可以提供人體足夠的酵素、維生素 C 與維生素 B，讓內臟機能快速提升！

要設計五大營養素（維生素、礦物質、脂肪、澱粉、蛋白質）完全具備的三餐飲食，確保營養均衡。

註：若要確保生食的比例高，又沒有足夠料理生食，可補充「三寶有機精力湯」，（有機蔬菜粉＋有機水果粉＋有機豆粉），但必須用冷或溫開水沖泡，不可用熱水，以免破壞酵素。）

四、要一覺到天明

睡眠一定要良好，睡眠不良，諸如多夢、淺眠、失眠是最傷身的，所以一定要用最自然的方法，讓睡眠品質更好。若能自然睡自然醒，每天都可以熟睡，病痛就能痊癒，好得更快！

五、血液含氧量要提升

　　若以生命的四要素：陽光、空氣、水與食物作比較，就知道空氣最為重要，陽光、水與食物暫時離開幾天，都不會有生命的危險，但任何人卻無法失去空氣超過 5 分鐘，其中又以氧氣最為關鍵。所以早睡早起，天天晨運，到綠樹下深呼吸，將血液含氧量提昇，這就是最重要的養生要訣。

增強免疫力食譜

增強免疫力精力湯

　　材料：綠豆芽 1 碗、萵苣 2 碗、番茄 1 個、香蕉 1 條、奇異果 1 個、三寶粉各 1 匙（大豆卵磷脂、小麥胚芽、啤酒酵母，1 匙約 5 克）、海帶芽 1 小匙（乾品，約 0.5 克）、腰果 5 粒、冷開水 200-300c.c.。

　　做法：

　　1. 將所有食材洗淨，香蕉和奇異果去皮、切丁，海帶芽、腰果沸水泡軟。

　　2. 將全部食材加冷開水，用調理機攪拌均勻，現做現喝。

　　功效：增強免疫力。

　　叮嚀：腰果可用松子（20-30 粒）代替。

三寶高 C 果汁

　　材料：柳橙（或香吉士）2 個、檸檬 1 粒、葡萄 25 粒、三寶粉 15g。

　　做法：

　　1. 將柳橙及檸檬洗淨，均去外皮留白色內皮，切塊後用分離式榨汁機榨出原汁。

2. 葡萄洗淨後去皮去子，將葡萄肉、柳橙檸檬汁及三寶粉用調理
   機拌勻，趁鮮飲用。

功效：提升免疫力、預防生病。

叮嚀：喝三天停一天。

什麼是「全餐」？

　　全餐的五大類食物包括穀類、蔬菜、菇菌、海藻和大豆製品，每天三餐都必須攝取，並且每類食物要經常變換。例如：

1. 穀類可用胚芽米、糙米、五穀米互相替代。
2. 利尿排毒的各種瓜類，如：冬瓜、絲瓜、小黃瓜等，選一類來吃。
3. 粗纖維有助於排便的蔬菜，如：芹菜、蓮藕、牛蒡，選一類來吃。
4. 富含類胡蘿蔔素的甜菜根、菠菜、胡蘿蔔，這種補血的蔬菜也要選一類來吃。
5. 「防癌抗病」，十字花科的蔬菜，包括：白蘿蔔、花椰菜、高麗菜、小白菜等也要選一類來吃。
6. 屬於根莖類的，如地瓜（番薯）、芋頭、馬鈴薯、山藥、南瓜等，也要選一類來換著吃。
7. 菇菌類如：香菇、洋菇、木耳等可以靈活變換等。
8. 海藻類可供選擇的包括有：海帶芽、昆布、紫菜等。
9. 大豆製品則有豆腐、豆干、豆皮等。

全餐表：自己的身體就是最好的醫生

　　只要天天三餐吃「全餐」，自癒力就會快速提升！善待自己的身體，生命會自尋出路，從此與病絕緣！

五大熟食	分類	功效	以下每格要選一種吃（盡量不要重複）
全穀類	五穀雜糧	增元補氣	❶五穀米＋白米❷糙米❸薏仁❹小麥❺燕麥
蔬菜類	瓜類	利尿排毒	❶黃瓜❷葫蘆瓜❸苦瓜❹絲瓜❺冬瓜
	粗纖維類	通便排毒	❶芹菜❷蘆筍❸竹筍❹牛蒡❺蓮藕
	類胡蘿蔔素	補血	❶胡蘿蔔❷茼蒿❸甜菜根❹菠菜❺紅莧菜
	十字花科	防病抗癌	❶白菜❷白蘿蔔❸綠花椰菜❹芥藍菜❺高麗菜
	高澱粉類	增強體力	❶馬鈴薯❷南瓜❸芋頭❹山藥❺地瓜
海藻類	強鹼性食物	改善酸性體質	❶海帶❷裙帶菜❸海帶芽❹紫菜❺各種藻類
菇菌類	富含多醣體	提升免疫力	❶香菇❷銀耳❸黑木耳❹蘑菇❺金針菇
豆製品	優良蛋白質	進細胞再生	❶豆腐❷百頁（豆腐皮）❸豆干❹黑豆❺黃豆

註：
若出門在外，或比較忙，不方便下廚做飯時，可改用沖泡式的「三寶有機精力湯」（有機蔬菜粉＋有機水果粉＋有機豆粉）。

認識《歐陽英對症食療》有效的原理

先評估「體質」、「病症」才有效

案例舉例

甲、乙兩位同學是同寢室的室友,前陣子都疑似得了感冒,過了兩週都沒全好,於是到醫院做進一步檢查。經過診斷,醫師判斷兩人很可能都罹患了流感,可能是同寢室所以交互傳染,醫師開的藥完全一樣。不過,令他們很疑惑的是,甲同學的主要症狀是口乾舌燥、半夜一直咳嗽,而乙的症狀則是怕冷、萎縮無力、腹瀉,那麼兩人的病怎麼可能是一樣的呢?

評估體質

從西醫的角度來看,這兩人的病是同一種,但在食療上,因為他們的「體質」不同,所以引發了截然不同的症狀;由於兩人體質差異很大,此時適合兩人的食療內容也完全不同。甲的體質比較偏向熱性,最近應多吃中性、寒涼性食物,少吃溫、熱性食物,以免火氣加重使感冒拖延更久;而乙的體質偏向寒涼,最近應多吃中、溫性食物,少吃寒、涼性食材,這樣才能促使體質趨於平衡,幫助感冒好得更快,所以兩人的「體質」是第一個差異點。

評估病症

　　另一個需要考量的是「病症」，在這個例子裡就是「感冒」。如果已經知道是病毒造成，那就要從「提升免疫力」下手，改善的方法就是先找出適合自己體質的食材，再從中找出「可提升免疫力」的食物，例如：菇類、海藻類等等，以及維他命 A、C、E 含量較高的食物來抗氧化。並同時要少吃本身就不利於疾病的食物，像是油炸食物、冰品等等。

　　所謂「病症」指的就是「疾病」及「症狀」，如果分得細一點，現在已經知道「疾病」是感冒了，但再考量「症狀」的話，還可再找出更多適合的食療食材。像是甲生每次有感冒症狀，就伴隨咳嗽不止好幾週，他就很可能有呼吸道敏弱的問題，這就是一種「症狀」；此時也可將保護氣管的食材加入飲食中加強，或是等到感冒處理好了再來保養呼吸道，這些都是改善之道。

　　相對於乙生來說，乙生沒有呼吸道的問題，他就不必針對呼吸道去挑選食材。不過乙生有腹瀉的症狀，就可針對腹瀉來安排食物，其實腹瀉不是只能停食或吃稀飯，食療可以做到「積極的緩解」腹瀉，方法不傷腸胃且完全天然。瀉肚子的人只要喝一碗炒過的小米煮成的稀飯，外加一粒紫蘇梅就能止瀉，由於大半的腹瀉是寒症，炒過的小米可以驅寒，紫蘇梅的酸可以收斂、止瀉。

整理出適合自己的食材

　　在考量了上述兩種面向之後，就已經初步瞭解了自己的體質適合什麼，疾病需要哪類食物，接下來要做的，就是統合成一張表，並逐漸地去瞭解、適應這些食材，在這裡就能初步歸納出適合兩人的食物

種類並不相同，各別如下：

1. 甲生：中性食材、寒涼性食材、提升免疫力食材、抗氧化食材、保養呼吸道的食材

2. 乙生：中性食材、溫熱性食材、提升免疫力食材、抗氧化食材、緩解腹瀉食材

在這裡要釐清的的觀念是，或許感冒只要幾週就會好，但體質或較重大的疾病，並不會在短時間內發生很大的變化，所以在 4～6 個月的調整期內，都要與「這一大類」的食材「交朋友」。認識什麼是可改善病情的「綠燈食材」；什麼是不宜多吃的「紅燈食材」；什麼又是中等的「黃燈食材」，這是非常基礎的功課。掌握了食材的適合度，才能自由搭配成各種喜歡的菜餚，這樣的食療過程才不會無聊又缺乏變化，反而可變成一種享受！

適合的食材種類每個月要評估一次，隨著最近 1～2 個月的體質或病、症變化，重新選擇適合的食材種類，再用這些食材當成基礎，安排每天的飲食內容。

認識九大體質與食材

中醫把人的體質加以分類，分類法有很多種。在這裡，我們使用比「熱、寒」更細的分類法，把人的體質分成九大類，這樣選擇食物就可以更精確。以下分類的指標有三個：

第一類：燥性 vs 溼性

用來衡量體內「水分」被利用的情況。「燥」指水分太少；「濕」指水分滯留過多。

第二類：熱性 vs 寒性

用來衡量體內「腺體機能的活動力」。「熱」指旺盛；「寒」則

萎靡。

第三類：實性 vs 虛性

　　指元氣、精力的「流通」情況。「實」指飽滿、有力；「虛」軟弱無力。

　　這三種方法可細分出八種體質，例如：燥熱虛、濕熱虛、燥寒虛、濕寒虛等等，再加上「中性平衡體質」就成為了九大體質。「中性體質」是中醫學中認定的「平衡體質」，當然只有很少數的人才能一直保持這種體質，它也是我們自然醫學調養的理想目標。擁有中性體質的人很少生病，即使有也不是重大疾病；當然如果中性體質的人，後來沒有好好保養，還是會受到環境、食物影響而改變體質。所以這就是我們調養的目標，讓身體盡量接近中性的狀態。

　　對這三種分類的方法初步介紹如下表：

第一類	燥性體質	溼性體質
常見特徵	1. 空咳無痰。 2. 體內水分不足、口渴體燥。 3. 婦女月經量少。 4. 經常便秘。	1. 身體浮腫。 2. 血壓高。 3. 體內水分過剩、多痰。 4. 經常下痢腹瀉。
適合食材	潤性食物，如：蜂蜜、蘋果、柳橙、甘蔗、茶、梅子、柚子、桃子、牛乳等。	燥性食物，如：冬瓜、薏仁、紅豆、番茄、韭菜、石榴、葡萄、橘子、紫蘇等。
功效	這些食物會幫助燥性體質者水分保留。相反的，如果讓溼性體質者吃，會使身體更為腫脹，積毒難消。	這些食物可以幫助體內排除水分，改善浮腫。相反的，燥性體質如果又吃燥性食物，會使症狀加劇，像是咳嗽或便秘會更嚴重。

第二類	熱性體質（陽性）	寒性體質（陰性）
特徵	1. 腺體亢進、身體機能代謝過度，如甲狀腺亢進、心跳加速。 2. 容易緊張興奮、顏面潮紅、眼睛充血。 3. 上火發炎、尿量少而色黃，排便困難。 4. 口乾舌燥、喜喝冷飲。 5. 婦女生理期經常提早。	1. 身體機能代謝活動衰退、精神萎靡、行動無力。 2. 體溫較低、手腳冰冷。 3. 臉色蒼白、貧血怕冷，愛喝熱飲。 4. 常腹瀉下痢、尿量多而色淡。 5. 婦女生理期經常延遲。
適合食材	涼性食物，如：綠豆、菊花、絲瓜、海帶、西洋蔘、梨、菱角、芒果、車前草等。	溫性食物：荔枝、龍眼、當歸、薑、大蒜、蔥白、木瓜、杏仁、花生等。
功效	涼性食物對熱性體質有鎮靜與清涼消炎作用，可以改善腫脹、發炎、不眠的症狀。相反的，如果涼性食物又讓寒性體質的人吃，會使冷症及貧血現象更為嚴重。	溫性食物讓寒性體質的人身體生熱、機能興奮、增加活力，改善衰退沉滯，貧血萎縮的現象。 相反的，如果熱性體質的人又吃溫性食物，則會加速其亢奮，反而造成發腫、充血、便秘等症狀。

第三類	實性體質	虛性體質
特徵	1. 身體的排毒功能較差，排汗、排尿、排便均有障礙。 2. 內臟有積熱，經常便秘，尿量不多，火氣大。 3. 體力充沛而無汗，對病邪仍具有撲滅能力，抗病力強。 4. 臨床上，身體強壯初期的病症多屬於實症。	1. 免疫力差，對病毒的抵抗力減弱。 2. 排汗、排尿、排便均正常，但元氣不足，臉色蒼白，行動無力。 3. 體虛盜汗，手心常溼，晚上常流冷汗。 4. 臨床上體弱多病者多屬虛症。
適合食材	瀉性食物，如：蘆薈、蘆筍、番瀉葉、鳳梨、芹菜、傳統豆腐、香蕉、西瓜、蜜柑等。	補性食物，如：高麗蔘、紅棗、栗子、山藥、櫻桃、胡麻、糙米、蓮藕、小麥等。
功效	瀉性食物可以幫助實性體質的人將病毒排出體外，改善便秘。相反的，如果讓虛性體質的人吃，食量過量會造成下痢，使身體更虛弱，對病毒的抵抗力降低。	補性食物對虛性體質者可以增進體力恢復元氣。相反的，如果讓實性體質者吃，會造成便秘、汗排不出，病毒積在體內，反而引起高血壓、發炎、中毒等病症。

　　有些人會困惑，發生在自己身上的症狀有些屬於熱性體質，如：便秘、口乾舌燥。但是，有些卻又屬於寒性體質，如：手腳冰冷、貧血怕冷。於是，不知該如何歸類自己的體質。其實判斷原則很簡單，應以「最近一～二個月」所發生的「顯著」身體症狀為依據，假設其中 30％的症狀屬於熱性體質、70％屬於寒性，則要認定目前的體質是偏向寒性。另外「燥、潤」及「虛、實」的判斷原則也是一樣。

　　在這裡我們先理解概念，在後面章節還有表格來做更精準的自我判斷。

　　下方的表一、表二可以檢測出體質的屬性，請根據最常出現的現象來作答。

表一：寒熱體質檢測表

熱性			
症狀	一週五天以上（3分）	一週三天（2分）	一週一天（1分）
常口乾舌燥			
常便秘			
常頭部發熱、面部潮紅			
常體溫比別人高、易流汗			
十分怕熱			
身體容易上火發炎			
不喜歡喝熱飲，喜喝冷飲			
舌苔較厚，顏色偏紅			

	一週五天以上（3分）	一週三天（2分）	一週一天（1分）
腺體亢進、代謝旺盛、容易餓			
性急易怒，易煩躁不安			
尿少而色黃			
眼睛佈滿血絲			
易興奮緊張，心跳速度加快			
汗味濃、有體臭			
婦女生理週期提早			
女性分泌物濃而有異味			

熱性體質檢測得分：　　　分

寒性			
症狀	一週五天以上（3分）	一週三天（2分）	一週一天（1分）
手腳冰冷			
低血壓			
貧血、臉色蒼白			
常頭暈			
常想睏愛睡			
常感冒、抵抗力差			
舌淡白			
脈搏細弱			
不喜冷飲、喜喝熱飲			
不常口渴、不愛喝水			

常腹瀉			
消化不良			
大便稀薄			
婦女月經不正常、常延遲			
尿多而色淡			
腰膝酸軟，乏力			

寒性體質檢測得分： 分

小提醒：
本表格若熱性的分數高於寒性，體質偏熱；相反則偏寒涼。
經判斷後，您的體質屬於：□熱性 □寒性 □中性

表二：腸胃功能檢測表

Q1. 對於飲食之冷熱，您是否有特別的喜好？

即使天氣寒冷，也喜喝冷飲⋯⋯⋯⋯⋯⋯⋯ 請續答 Q5

即使天氣酷熱，也喜喝熱飲⋯⋯⋯⋯⋯⋯⋯ 請續答 Q9

冬天喜喝熱飲，夏天喜喝冷飲⋯⋯⋯⋯⋯⋯ 請續答 Q2

不論任何氣候，冷熱飲均喜歡⋯⋯⋯⋯⋯⋯ 請續答 Q2

Q2. 平常眼角會分泌眼油嗎？

會⋯⋯⋯⋯⋯⋯⋯⋯⋯⋯⋯⋯⋯⋯⋯⋯⋯⋯ 請續答 Q5

不會⋯⋯⋯⋯⋯⋯⋯⋯⋯⋯⋯⋯⋯⋯⋯⋯⋯ 請續答 Q3

Q3. 尿液的顏色為何？

稍黃⋯⋯⋯⋯⋯⋯⋯⋯⋯⋯⋯⋯⋯⋯⋯⋯⋯ 請續答 Q5

透明無色⋯⋯⋯⋯⋯⋯⋯⋯⋯⋯⋯⋯⋯⋯⋯ 請續答 Q9

因近日服藥或吃特殊食物，影響尿色⋯⋯⋯ 請續答 Q4

Q4. 大便軟或硬？

　　較硬 ································· 請續答 Q5

　　較軟 ································· 請續答 Q9

　　普通 ································· 請續答 Q9

Q5. 與旁人比較，精神如何？

　　精神十足 ····························· 請續答 Q13

　　精神較差 ····························· 請續答 Q16

　　與旁人差不多 ························· 請續答 Q6

Q6. 與旁人相比，耐力差，較易疲倦嗎？

　　耐力較強 ····························· 請續答 Q13

　　耐力較差，易疲倦 ····················· 請續答 Q16

　　與旁人差不多 ························· 請續答 Q7

Q7. 腹瀉與便秘何者比較容易發生？

　　較容易便秘 ··························· 請續答 Q13

　　較容易腹瀉 ··························· 請續答 Q16

　　便秘與腹瀉均經常發生 ················· 請續答 Q8

Q8. 有無急速腹瀉情形？

　　沒有 ································· 請續答 Q13

　　有 ·································· 請續答 Q16

Q9. 與旁人比較，精神如何？（同 Q5）

　　精神十足 ····························· 請續答 Q19

　　精神較差 ····························· 請續答 Q22

　　與旁人差不多 ························· 請續答 Q10

Q10. 與旁人相比，耐力差，較易疲倦嗎？（同 Q6）

耐力較強 ································· 請續答 Q19

耐力差，易疲倦 ······················· 請續答 Q22

與旁人差不多 ························· 請續答 Q11

Q11. 腹瀉與便秘何者比較容易發生？（同 Q7）

較容易便秘 ··························· 請續答 Q19

較容易腹瀉 ··························· 請續答 Q22

便秘與腹瀉均經常發生 ··············· 請續答 Q12

Q12. 是否會突然發生便秘？

是 ···································· 請續答 Q19

否 ···································· 請續答 Q22

Q13. 常發生胃酸過多或腹瀉嗎？

常發生 ······························· 溼熱實型體質

沒有 ································· 請續答 Q14

Q14. 尿量多或少？

很多 ································· 燥熱實型體質

不很多 ······························· 請續答 Q15

Q15. 身體有無浮腫？

沒有 ································· 燥熱實型體質

有 ···································· 溼熱實型體質

Q16. 常發生胃酸過多或腹瀉嗎？（同 Q13）

常發生 ······························· 溼熱虛型體質

沒有 ································· 請續答 Q17

Q17. 尿量多或少？（同 Q14）

很多 ……………………………………… 燥熱虛型體質

不很多 ……………………………………… 請續答 Q18

Q18. 身體有無浮腫？（同 Q15）

沒有 ……………………………………… 燥熱虛型體質

有 ……………………………………… 溼熱虛型體質

Q19. 常發生胃酸過多或腹瀉嗎？（同 Q13）

常發生 ……………………………………… 溼寒實型體質

沒有 ……………………………………… 請續答 Q20

Q20. 尿量是否很少？

是 ……………………………………… 溼寒實型體質

否 ……………………………………… 請續答 Q21

Q21. 身體有無浮腫？（同 Q15）

沒有 ……………………………………… 燥寒實型體質

有 ……………………………………… 溼寒實型體質

Q22. 常發生胃酸過多或腹瀉嗎？（同 Q13）

常發生 ……………………………………… 溼寒虛型體質

沒有 ……………………………………… 請續答 Q23

Q23. 尿量是否很少？（同 Q20）

是 ……………………………………… 溼寒虛型體質

否 ……………………………………… 請續答 Q24

Q24. 身體有無浮腫？（同 Q15）

沒有 ……………………………………… 燥寒虛型體質

有 ……………………………………… 溼寒虛型體質

表三：八大體質的食材對應表

燥／濕	熱／寒	實／虛	症狀	適合食材	禁忌食材
燥	熱	燥熱實型	口渴、體內津液不足	梨、香蕉、蘆筍、茶、西瓜、蘿蔔	生薑、栗子、梅子、橘子、花生、蘋果、龍眼、韭菜、木瓜、香菇、蔥、桃子
		熱燥虛型	口渴、多汗	蜂蜜、柿子、梅子、糙米、小麥、梨子、胡麻、大棗、人蔘、胡桃、蘋果、香蕉、花生、山藥、櫻桃、柚子、桃子	紫蘇、大蒜、蔥白、栗子、杏仁、木瓜、菊花、昆布、生薑、冬瓜、橘子、鳳梨、小紅豆
	寒	燥寒實型	易患急性病、體內津液不足、機能衰退、易咳、尿多便秘	杏仁、鳳梨、大棗、胡桃、櫻桃、蘋果、桃子、花生、梅子	葡萄、糙米、小麥、小紅豆
		燥寒虛型	屬枯燥型，多汗、貧血、精力減退、多尿、虛弱、倦怠無力感	蘋果、山藥、甘草、龍眼、糙米、小麥、梅子、櫻桃、鳳梨、柿子、杏仁、胡麻、生薑、地瓜、人蔘、大棗、胡桃、木瓜、花生、蜂蜜、酸棗仁	番茄、蜜柑、梨子、西瓜、柚子、香蕉、芒果、菊花、昆布、紫蘇、蘆筍、薏仁、冬瓜、大蒜、茶、小紅豆、蔥

濕	熱	濕熱實型	易有血壓高、發炎證狀、體內水份過剩	西瓜、昆布、菊花、蘆筍、紅豆	栗子、龍眼、生薑、梅子、大棗、胡桃、蘋果、人蔘、花生、桃子、胡麻
		濕熱虛型	過敏體質、易腹瀉或便祕	栗子、薏仁、番茄、蓮子、絲瓜、冬瓜、栗子、葡萄、糙米、車前草、小紅豆、菊花、小麥、昆布	杏仁、鳳梨、梅子、梨子、胡桃、大棗、紫蘇、蘋果、柚子、香蕉、花生、人蔘、櫻桃、芒果、茶
	寒	濕寒實型	容易激動、一般無汗、神經痛、貧血	蔥白、大蒜、杏仁、木瓜、龍眼、紫蘇、生薑、鳳梨、橘子、石榴、板栗	柿子、糙米、小麥、山藥、胡麻、牛奶、梨、蜂蜜、茶、龍眼、生薑
		寒濕虛型	體質虛弱、生理機能衰弱、腹瀉、頻尿	栗子、龍眼、生薑、石榴、橘子、大棗、番茄、梅子、蓮子、木瓜、胡桃、櫻桃、桃子、葡萄、人蔘、紫蘇、花生、大蒜、蔥	梨子、西瓜、柚子、香蕉、芒果、鳳梨、昆布、蘆筍、茶、糙米、小麥、小紅豆、冬瓜、蜂蜜、杏仁

表四：植物食材寒熱屬性表

	穀類	蔬菜、海藻	水果	其他
熱性食材（適合寒性體質）	炒炸花生	辣椒、花椒、胡椒、生蒜	榴槤、黑棗、龍眼乾	烈酒、麻油、酒釀、桂花、當歸、肉桂、咖啡、冬蟲夏草、紅麴、八角、檳榔、桂皮、桂枝、芥末、陳皮
溫性食材（適合寒性體質）	糯米、高梁、花生油、燕麥	芥菜、芫荽、南瓜、甜椒、九層塔、茴香、洋蔥、香菜、生薑、蒜（熟）、蔥、韭菜	木瓜、山楂、荔枝、杏、桃子、龍眼、石榴、榴槤、紅毛丹、水蜜桃、板栗、釋迦、椰子肉、金桔、烏梅、櫻桃、紅棗、李子（微溫）、楊梅	黑糖、麥芽糖、核桃、熟芝麻、葵瓜子、腰果、咖啡、薄酒、醋、巧克力
平性食材（適合各種體質）	糙米、玉米	山藥、胡蘿蔔、芋頭、馬鈴薯、大頭菜、地瓜、葫蘆瓜、牛蒡、花椰菜、白花菜、茼蒿、小白菜、青江菜、高麗菜、芥藍菜、苜蓿芽、豌豆苗、秋葵、香菇、香椿、鮑魚菇、猴頭菇、洋菇、松茸、玉米、菱角、蔥白、金針花、黑木耳、銀耳、花生、豌豆、紅豆、蠶豆、扁豆、毛豆、四季豆、黃豆、黑豆、花豆、甜豆	百香果、檸檬、芭樂、酪梨、鳳梨、葡萄、蓮霧、橙、甘蔗、木瓜、橄欖、梅子、印度棗（就是市面上常見的青皮棗子）、芒果、大棗	蜂蜜、白糖、冰糖、牛乳、可可豆銀杏、芡實、生芝麻、無花果、枸杞子、西瓜子、杏仁、南瓜籽、蓮子、花生（花生有發黴絕不可使用）、芝麻、菱角，芡實，枸杞

| 涼性食材
（適合熱
性體質） | 蕎麥、
小麥、
薏仁、
小米、
大麥 | 白蘿蔔、大頭菜、冬瓜、絲瓜、茄子、金針菇、蘑菇、蕪菁、涼薯、慈菇、青椒、大白菜、油菜、莧菜、紅鳳菜、菠菜、芹菜、水芹菜、萵苣、髮菜、枸杞菜、龍葵、龍鬚菜、豆瓣菜、莧菜、地瓜葉、青江菜、綠豆 | 火龍果、梨子、蘋果、楊桃（有服藥時少吃）、山竹、葡萄柚（有在服心血管的西藥時，忌食）、草莓、枇杷 | 鹽、醬油、百合、薄荷 |
| 寒性食材
（適合熱
性體質） | | 大黃瓜、小黃瓜、苦瓜、竹筍、茭白筍、蓮藕、牛蒡、蘆筍、荸薺、海帶、紫菜、皇宮菜、空心菜、黃豆芽、珊瑚草 | 番茄、西瓜、香蕉、奇異果、哈密瓜、柚子、橘子（大陸的品種屬性偏溫）、柿子、椰子水、桑椹 | 海苔、蒟蒻 |

註：
1. 生花生：性平；油炸花生：性溫。
2. 紅茶：性涼；綠茶：性寒。
3. 生蓮藕：性寒；熟蓮藕：性涼。
4. 生蒜：性熱；熟蒜：性溫。
5. 部分食材屬性參考高雄醫學大學附設醫院與台中慈濟醫院食材屬性表修訂而成。

三步驟動手排，10 分鐘就排好

步驟一：找出體質、病症的最適食材

評估完體質之後，接下來還要考慮病症。請翻閱本書第二冊《對症篇》，選擇一或兩種「近半年內最想改善」的疾病或症狀。並閱讀內容，看看有利病情、不利病情的食材各有哪些？

步驟二：開始設計食譜

這裡只要跟著食材預備表的步驟去走就可以。因為食物種類眾多，原則是，可以查表的就請查表，如果查表之後，食物種類仍不足，或者有些是不愛吃的食物，則可以從「適合自己體質的食材中」，自選食材來烹調。

步驟三：填入《食養排餐表》

「少量多餐」是食療有效的要訣

當我們理解了食療的第一步，是懂得考量體質、病症來選食材之後，接下來就要把這些量身定作的食材，納入每天的飲食當中。

在這裡要介紹的是〈食養排餐表〉，〈食養排餐表〉是擷取多種食療原理所整合而成的一份食療計畫，它兼顧各種飲食法的優點，把缺點最小化；將一般人所需的雙倍營養素，排進每個進食的機會中，

讓疾病好得更快。

　　每張《食養排餐表》適用一個月，一個月後還要再重新評估體質、疾病之後再重開。以下就讓我們來認識這張表，瞭解一下怎麼使用它。

《食養排餐表》：以「以提升免疫力」為例

時間	週一、三、五 （全素）	週二、四、六、日 （全素或素多葷少）
❶起床後	A1：500c.c.的利尿冬瓜湯	A2：500c.c.的蜂蜜水
	起床後的第一次排便	
❷運動	散步或運動（到戶外綠樹下，做「吸吸呼」¹）至少 30 分鐘	
❸運動後	C1：200c.c.的酵素稀釋液	C2：200c.c.的潤腸茶
	運動後的第二次排便	
❹早餐 9 點	D1 生食＋熟食全餐 1. 生食：有機小黃瓜一條 2. 熟食：全餐什錦菜全麥麵食	D2 生食＋熟食全餐 1. 生食：有機番茄一顆 2. 熟食：什錦菜五穀粥
❺10 點	A1：500c.c.的利尿冬瓜湯	A2：500c.c.的蜂蜜水
❻11 點	水果 1：200-250g 的蘋果一顆	水果 2：200-250g 的柳橙一顆
❼午餐	D1 生食＋熟食全餐： 1. 生食：苜蓿芽生菜沙拉 2. 熟食全餐：糙米什錦菜飯＋金針紫菜湯	D2 生食＋熟食全餐： 1. 生食：總匯生菜沙拉 2. 熟食全餐：補血雜糧粥＋味噌豆腐湯
❽15 點	C1：300c.c.的酵素稀釋液	C2：300c.c.的潤腸茶
❾16 點	A1：500c.c.的利尿冬瓜湯	A2：500c.c.的蜂蜜水

1　請見本書第 54 頁。

❿17 點	水果 1：200-250g 的蘋果一顆	水果 2：200-250g 的柳橙一顆
⓫晚餐	D1（生食＋熟食全餐） 1. 生食：苜蓿芽生菜沙拉 2. 熟食：糙米什錦菜飯＋海藻菇類湯	D2（生食＋熟食全餐） 1. 生食：總匯生菜沙拉 2. 熟食：補血雜糧粥＋味噌豆腐湯
⓬20 點半	B1：300c.c.的淨血蔬果汁	B2：300c.c.的高 C 果汁
	睡前的第三次排便	
⓭睡前	A1：200c.c.的利尿冬瓜湯或 100-150g 的蘋果一顆	A2：200c.c.的蜂蜜水或 100-150g 的柳橙一顆

註：會夜尿者，睡前不喝「食養茶飲」，只吃水果解渴；不會夜尿者，可以喝「食養茶飲」

表格內容說明

　　請見上表的最左邊一行，詳列了一日十二餐次跟一次運動，共十三個時段的計劃。本表的餐次多達多達十二餐，這是我的食養系統中最完整的時間表，然而並不是每個人都有足夠的時間去完成，所以這是最理想的狀況；至於無法完整實行十三個時段的人，我們在後面的內容中將提供《簡易版排餐表[2]》。

　　一天吃十二次乍看之下很多，但由於流質的果菜汁、食養飲料及蔬果很快就會被胃排空，反而較易感覺到飢餓，所以每小時進餐一次乍看之下很頻繁，但其實就是我們日常生活中，各個喝飲料、吃點心的時間，現在只是用營養豐富、好吸收的食物來代替而已。這樣做一方面是善用每次肚子餓、腸胃好吸收的時點來進食，另一方面也可避免吃進垃圾食物。

　　若是身患重病者，最好請家人或雇用一個阿姨，負責下廚料理餐

2　請見本書 P.48。

飲，病人只管吃，才能確實落地。

飲食內容 A-D 項

　　這兩套食譜由四大類內容組成，我把它們分為 A、B、C、D，以及一天三次的水果。

項目	內容	注意事項
A 食養茶飲	1.以天然食材或藥草製成的茶飲 2.忙碌者可用等量的「水」來替代，但效果不如食養茶飲	所有 A 項的茶飲，每日不一定要喝同一種，但總量一天要喝到 1200c.c.以上才能發揮效果
B 食養果菜汁	1.以蔬菜、水果為主的果菜汁 2.忙碌者可用水果來替代果菜汁	蔬果很容易氧化，果菜汁請盡量現榨現喝。
C 食養驗方	特地針對病症設計的保健品，或特效食物。包括綠汁、保健食品、特殊驗方。	1.可單喝綠汁，例如小麥草汁；或搭配其他類的驗方，像是「藍藻」、「酵素」、「麥苗粉」……等。 2.體寒者可採用「糙米茶＋保健食品」或「糙米茶＋特殊驗方」的搭配。
D 食養三餐	含生食與熟食	三餐的份量佔一日飲食中最大的比例，所以也是 A-D 這四類之中最重要的營養來源；其種類較多元，含一份生食跟九小類熟食。

　　排餐表已經將上面的 A-D 項平均地分配於 12 餐次當中了；不過排餐表只是大原則，次序上還是有調節的彈性空間。基本上每天都要吃到 A、B、C、D 四種內容。

關鍵的三餐：生、熟食都要有！

　　三餐是人每日最主要的活力來源，由於它的份量多，所以對食療效果的影響當然比較大；如果吃得對、營養足的話，身體的能量基礎

就足夠,所以三餐的內容當然也會較為複雜。為了各取生、熟食的優點,我設計的三餐中包含了生食與熟食,請見《食養排餐表》中的 D 項。

　　其中生食的優點是營養素被完整保留,我建議在餐前約半小時,先吃一顆有機番茄、有機小黃瓜或一盤生菜沙拉。而體質寒涼的人可能不喜歡生菜過於生冷的性質,這時可以同時加「薑」來中和寒性,這樣就能取生食的優點來截長補短。

生食盡量多樣化

「熱性體質」(選其一即可)	「寒性體質」(選其一即可)
1. 苦瓜片+酸梅汁 2. 大頭菜(絲)+味噌 3. 豌豆苗+番茄醬(自製) 4. 番茄(中等尺寸)一個	1. 甜椒(絲)+葡萄乾 2. 洋蔥(絲)+糖、鹽、醋 3. 山藥(丁)+芝麻醬 4. 胡蘿蔔絲+薑絲+(自選)

註:可酌加水果醋、海鹽、清淡調味

　　吃完生食後接著吃熟食,不過高溫會破壞部份營養素,所以我設計了「全餐」的飲食法。所謂「全餐」,就是包含主食在內,總共要有「五大類」熟食,包括「五穀、蔬菜、海藻、菇菌、豆製品」。這聽起來很多對不對?!

　　但其實每一種的份量不必很多,依照個人的食量去均分就可以了。

熟食全餐表

五大熟食	分類	功效	以下每格要選一種吃（盡量不要重複）
全穀類	五穀雜糧	增元補氣	❶五穀米＋白米❷糙米❸薏仁❹小麥❺燕麥
蔬菜類	瓜類	利尿排毒	❶黃瓜❷葫蘆瓜❸苦瓜❹絲瓜❺冬瓜
	粗纖維類	通便排毒	❶芹菜❷蘆筍❸竹筍❹牛蒡❺蓮藕
	類胡蘿蔔素	補血	❶胡蘿蔔❷茼蒿❸甜菜根❹菠菜❺紅莧菜
	十字花科	防病抗癌	❶白菜❷白蘿蔔❸綠花椰菜❹芥藍菜❺高麗菜
	高澱粉類	增強體力	❶馬鈴薯❷南瓜❸芋頭❹山藥❺地瓜
海藻類	強鹼性食物	改善酸性體質	❶海帶❷裙帶菜❸海帶芽❹紫菜❺各種藻類
菇菌類	富含多醣體	提升免疫力	❶香菇❷銀耳❸黑木耳❹蘑菇❺金針菇
豆製品	優良蛋白質	進細胞再生	❶豆腐❷百頁（豆腐皮）❸豆干❹黑豆❺黃豆

　　讓我們先看懂這個表，從本表的最左邊的一列來看，可以知道先概分為五大類食物，而其中蔬菜的種類又特別多，又可再細分為五種，所以共有九小類植物性食材，每一種都有它的食用目的跟功效。像牛蒡有粗纖維，可以幫助「通便」來排毒；菇類含多醣體，有提升免疫力的效果，用這種原則長期去選擇食物，就能兼顧體內各機能的運作，為健康打下地基。

　　在這裡要提一下，很多人都有個錯誤觀念，認為「蔬菜、植物、素食沒什麼營養，肉才有營養」，這個觀念是錯的！其實吃素只要多元化，營養一定夠，事實上豆類跟五穀雜糧可以組成「完全蛋白

質」，是優質蛋白質的來源，蔬菜也有補血、補充體力等各種功能，可維持身體正常運作，所以關鍵是在學會如何吃得正確。而所謂「正確」指的就是「主食要吃粗糧」及「副食必須多元化」。

吃素吃得正確的人，其實比葷食者更容易維持健康。

飲食要怎麼搭配

早餐一定要吃得好！

早餐不能吃得太簡單，「早餐吃得好、午餐吃得飽、晚餐吃得巧」是養生的要訣。建議一個理想早餐：五全精力湯（100％生食）加上五穀粥（熟食）。

五全精力湯的做法

五全精力湯包含全方位的營養，對養生保健與療病祛疾，具有巨大的貢獻！

五全精力湯的組成元素，包括五大類：

1. 芽菜：蘊含種子所有生命能量，含大量「酵素」及「多種微量元素」。
2. 有機蔬菜：含大量「粗纖維」、「多種微量元素」與「植化素」。
3. 水果：含大量「維他命 C」、「維生素 B」及豐富的酵素及多種微量元素
4. 堅果：含有豐富「植物性蛋白質」、「多種礦物質」、「多種維生素」，尤其含豐富的維他命 E。
5. 營養補助品：補充調節人體機能。

降壓降脂五全精力湯

材料（份量：2-3 人）：

蘿蔔芽 1 碗（30g）、西洋芹 2 片、番茄（中粒）1 個、木瓜
（小）1 個、鳳梨 1 片（約 200g）、腰果 5 粒、麥苗粉 3g

做法：

1. 蘿蔔芽洗淨、西洋芹洗淨切段、番茄洗淨切塊、木瓜去皮去籽
切塊、鳳梨去皮切塊。

2. 腰果洗淨後用滾水燙過滅菌。

3. 所有材料洗淨後，放入調理機，加溫開水（40°C 以下）300c.c.
充分拌勻，即可趁鮮飲用。

什錦菜五穀粥

材料：

五穀米、小芹菜、胡蘿蔔、高麗菜、馬鈴薯、香菇、海帶、豆腐
皮等各種蔬菜適量。

做法：

1. 五穀米先用電鍋煮熟。

2. 所有材料均切絲或切末，連同五穀米熬成粥，即可當早餐的主
食。

排毒：運動＋排便

早晨要運動一次、排便兩次。如果將起床時間設定在 6 點或 6
點半，就能在上班前完成「喝杯 A→排便→運動→喝 C→第二次排便
→吃早餐」這幾個流程。等於在吃早餐前已經排過兩次便了。

其中運動部分建議到大樹下進行吸吸呼的深呼吸運動；因為一般
都市在 7 點之後空氣品質就會變差，所以建議最好在空氣較好的 5～

7 點間做運動。運動的目的是增加攝氧量，所以不必太過激烈，像是快走、散步、太極拳、元極舞等中強度、略喘又能發汗的運動就可以了。每次運動的時間建議 30-60 分鐘。細節可參見輔助療法中的吸吸呼。

吸吸呼：攝氧最多的技巧

吸吸呼的重點是要「深」！

所以建議這樣做：

第一次「吸」：鼻子自然吸氣

第二次「吸」：鼻子勉強吸到飽，吸到不能再吸為止。

第三次「呼氣」：用嘴巴慢慢吐氣，其要訣是慢、細、長、淨。

飯後散步一次、睡前排便一次

晚上為了讓自律神經放鬆，建議吃完飯後到戶外散步 20-30 分鐘，如果預定晚上 10 點睡覺，散步完還可在 8 點到 8 點半左右以熱水泡腳，可幫助入眠。另外失眠較嚴重的朋友，就在散步完洗澡並進行輔助療法中的好眠九招[3]，完整做完很快就能看到成效。

根據《食養排餐表》一天的排便次數有三次，很多人一開始覺得不可思議，但是如果能照著本表飲食，持續維持纖維量足夠的話，會發現一天排 2～3 次是很容易的，請跟著試試看。

3

改善更年期與
輔助療法

　　無論是男性或女性，都得面臨更年期生理上的轉變與困擾。以女性為例，平均會在 48 歲左右步入更年期，隨著卵巢萎縮、荷爾蒙不足，使身體陸續出現潮紅、骨質疏鬆、睡眠品質不佳、性情不穩定等混亂的狀態，說的直接一些，這些其實都是衰老的現象。雖然生老病死是生物必經的自然過程，但還是可以透過食養法克服障礙、延遲老化、減緩不適。

三種範疇定義更年期

　　一、更年期是指：卵巢機能從逐漸衰退到完全衰竭的整個過程。

　　二、更年期的持續時間，大約是「從最後一次經期前的 2～8 年開始，直到經期停止後的 1 年為止。」

　　三、停經的定義：指持續 1 年沒有月經來潮，因此當「年月經」的狀態達到連續 12 個月時，即表示更年期結束。

更年期的症狀有哪些

　　一般而言，女性停經症狀最顯著的平均年齡大約在 46 到 48 歲，男性也有更年期障礙，高峰期平均年齡為 55 歲左右，其中會發生的症狀包括：

　　1. 失眠（42%）

　　2. 脾氣暴躁（34%）

　　3. 憂鬱（20%）

　　4. 潮紅（38%）

　　5. 記憶力衰退（28%）

　　6. 夜間盜汗（18%）

　　7. 心悸（34%）

8. 缺乏活力（26％）

9. 膀胱失禁（16％）

更年期的飲食禁忌

宜：

1. 多食可以安神的食物，如金針菜、木耳、蓮子、百合、蜂蜜等。

2. 攝取維生素 E 可治療潮熱、夜汗和陰道乾燥。

3. 多食用會促進荷爾蒙分泌的食物，如蜂王漿、牛蒡、山藥、薏仁、黃豆、當歸、榴槤等。

4. 採低脂高纖的飲食，多攝取大豆製品、海藻、菇菌類。

5. 宜在睡前 2 小時，做熱水泡腳，有助於安神入眠。

6. 適當的運動，例如游泳、健身操、瑜珈……。

7. 宜少油、少鹽、少糖等烹調方式。

8. 宜學習可讓心靈寄託的良好嗜好，如插花、電腦上網、打毛衣、陶藝、唱歌、土風舞或參加一些正派社團、擔任公益義工、參加老人大學等。

忌：

1. 忌食煎、炸、燻、烤，例如：炸豬排、油條、洋芋片、鹽酥雞、臭豆腐、炸薯條、烤鴨、燒餅、洋芋片、奶油蛋糕、甜甜圈、小西點等，以免引發更年期不適的症狀。

2. 忌吃辛辣刺激性的食物，如辣椒、咖哩、芥末、沙茶醬等，勿吃過量，以免上火。

3. 忌吃生冷食物，如冷凍食品、飲料、冰淇淋、霜淇淋等。

4. 忌吃提神興奮的食物，如咖啡、濃茶、巧克力等，不可過量，

以免影響睡眠。

5.忌過勞的勞動或消耗大量體力的運動。

改善更年期的有效驗方

進入更年期後，由於抵抗力逐漸下降，易反覆感冒、生病，且隨著歲數增長，新陳代謝變慢，陸續出現血壓、血脂、血糖指數的攀升，甚至罹患心血管等慢性疾病。想克服更年期障礙，可以多運用對症飲料和對症蔬果汁。

想要改善更年期障礙，需要重用以下五樣核心特效食物，但必須是身上沒有腺體腫瘤（乳房、子宮、卵巢有異常組織的，叫做腺體腫瘤），沒有腺體腫瘤才可以使用以下食物，而且不能天天吃，要吃三天停一天。若有腺體腫瘤，可改吃薏仁與黃豆，綠豆等食材，做成薏仁綠豆湯或薏仁紅豆湯，黃豆就做成豆漿，也可以促進激素的分泌，使初老生活更加悠遊自在，但也是吃一天停一天，一三五吃薏仁，二四六日吃黃豆，這樣也能改善更年期障礙。

改善更年期障礙的食品

蜂王漿

在抗衰老的食材中，以蜂王漿居首位，它的酵素最強，能在短期內見效，改善更年期症狀。三合一蜂王漿的作法請見第三冊《排餐篇》第 50 頁。

山藥

山藥和黃豆則含有天然荷爾蒙與植物醇,適量食用能減緩更年期的障礙;飲用的同時能攝取山藥的澱粉和纖維,特別適合體質虛弱、能量不足者,既能解渴又帶有飽足感。山藥豆奶的作法請見第三冊《排餐篇》第 29 頁。

牛蒡

牛蒡薑湯可當作解渴茶飲,牛蒡所含的菊糖,是促進荷爾蒙分泌的精胺酸,能減緩身體衰老的速度。牛蒡薑湯的作法請見第三冊《排餐篇》第 38 頁。

當歸

帶著淡雅香甜的黃耆紅棗枸杞湯屬性偏溫,對寒性體質的人來說,再適合不過。黃耆紅棗枸杞湯的作法請見第三冊《排餐篇》第 13 頁。

榴槤

直接吃水果,一次吃二瓣就好。在我的臨床經驗中,曾有病患吃榴槤又再恢復月經的情況,可見榴槤對荷爾蒙的刺激分泌幫助很大。

改善更年期障礙的飲品

三合一蜂王漿

材料:蜂王漿 3 克、花粉 5 克、蜂蜜 15c.c.

做法:

蜂王漿、花粉和蜂蜜混合加入溫(冷)開水 300c.c.充分攪拌均勻,即可飲用。

小提醒:

1. 改善月事不順、更年期障礙、幫助造血、幫助代謝。

2. 喝一天停一天。

山藥豆奶

材料：山藥 150 克、豆漿 200c.c.

做法：

1. 山藥去皮切丁加豆漿合煮，大火煮沸，小火再煮 5 分鐘。

2. 全部一起放入果汁機拌勻，宜溫熱飲用。

小提醒：

1. 改善更年期障礙、提升免疫力、補血益氣、健腦健脾、養顏護膚。老人、小孩尤其適合，但腎功能不全者不宜飲用。

2. 喝三天停一天。

3. 進口品種的山藥宜生吃，去皮切丁與溫或冷豆漿拌勻後，即可趁鮮飲用。

牛蒡薑湯

材料：牛蒡 1 條、生薑 3 片

做法：

1. 牛蒡洗淨後連皮切片，和生薑一起入鍋，加水 3500c.c.合煮。

2. 大火煮沸，小火再續煮 45 分鐘，濾渣當茶飲。

小提醒：

1. 改善更年期障礙、改善感冒發燒、禿頭掉髮、更年期障礙腺體腫瘤患者禁食。

2. 喝三天停一天。

黃耆紅棗枸杞湯

材料：黃耆 15 克、紅棗 12 克、枸杞 12 克、西洋蔘 2 片、當歸 1 片

做法：

1. 所有材料洗淨加水 1000c.c.入鍋合煮。

2. 大火煮沸，小火再煮 20 分鐘，濾渣當茶飲。

小提醒：

1. 改善更年期障礙、補血補氣，經常飲用可提振精神、預防低血壓、治氣喘、頭暈、神經衰弱、禿頭掉髮。

2. 感冒期間不可飲用。

3. 喝三天停一天。

改善頭暈貧血的果汁

如果在更年期間，出現頭暈貧血症狀，也可以透過蔬果汁來改善：

如出現貧血、頭暈、低血壓的症狀，建議飲用胡蘿蔔蘋果汁。餐前一小時內可以用分離式榨汁機萃取原汁，較不會影響食欲；若離正餐時間較長，可用食物調理機攪打均勻，保留膳食纖維，較有飽足感。又如果是食欲不振、打嗝不斷、消化不良的更年期患者，飲用鳳梨蘋果汁能緩解腸胃的不適。

胡蘿蔔蘋果汁

材料：胡蘿蔔 2 條（約 400 克）、蘋果 1 個

做法：

1. 蘋果去皮切塊，胡蘿蔔去皮切塊。

2. 所有食材放入分離式榨汁機榨出原汁，即刻飲用。

小提醒：

1. 增強記憶、加速體內排出毒素、鞏固鈣質不流失、改善視力。

2. 喝三天停一天。

鳳梨蘋果汁

材料：鳳梨 300 克、蘋果 1 個（約 250 克）

做法：

1.鳳梨、蘋果洗淨去皮切塊。

2.二者以分離式榨汁機榨出原汁，即刻飲用。

小提醒：

1.改善高血脂、膽固醇、血栓、動脈硬化。

2.喝三天停一天。

淨化血液的果汁

　　淨血蔬果汁能淨化血液的濃度，依更年期障礙的嚴重程度，一天飲用一～三回。而高 C 果汁則能借維生素 C 提高抵抗力，舒緩疼痛與貧血，建議一天喝一～二回。回春精力湯強調延遲老化，普遍適用於每個人，可當作早餐飲料。

淨血蔬果汁

材料：胡蘿蔔 1 條（約 250 克）、西洋芹 2 片（約 150 克）、大番茄 1 個、檸檬 0.5 個

做法：

1.所有材料洗淨，胡蘿蔔去皮切塊，大番茄去蒂切塊，西洋芹切段，檸檬去皮、對切。

2.將胡蘿蔔、檸檬、芹菜與番茄，用分離式榨汁機榨出原汁，趁鮮飲用。

小提醒：

1.淨化血液、降低膽固醇。

2.喝三天停一天。

高 C 果汁

材料：柳橙 2 個、檸檬 0.5 粒、葡萄 25 粒

做法：

1. 將柳橙及檸檬徹底洗淨，均去外皮，切塊後用分離式榨汁機榨
出原汁。

2. 將葡萄洗淨後去皮，葡萄再與柳橙檸檬汁用果汁機拌勻，然後
用濾網將葡萄籽濾掉，即刻趁鮮飲用。

小提醒：

1. 幫助退燒、防治感冒、增強抵抗力。

2. 喝三天停一天。

回春精力湯

材料：綠豆芽 30 克、有機小白菜 80 克、鳳梨 100 克、香蕉 1
條、蘋果 1 個、花粉 8 克、腰果 5 粒、糙米清湯 300c.c.、三寶
粉（大豆卵磷脂、小麥胚芽、啤酒酵母）各 5 克

做法：

1. 糙米 150 克洗淨加水 1200c.c.合煮，大火煮沸小火再煮 30 分
鐘，濾渣取湯，此湯為「糙米清湯」。

2. 所有食材洗淨，鳳梨和蘋果去皮切塊，腰果用沸水燙過滅菌。
所有食材連同冷卻的「糙米清湯」（約 300c.c.）一起放入果
汁機，充分拌勻後，趁鮮飲用。

小提醒：

1. 防病抗癌、改善便秘、預防皺紋產生。

2. 喝三天停一天。

3. 做一次足夠 3～4 人喝，一次喝 300c.c.左右

根據我的臨床上的經驗，平日注重養生的人在更年期找上門時，
並不容易造成困擾，因此，我鼓勵大家及早從生鮮蔬果汁入手，現在
就打造好身體的基礎，快樂迎接生命的另一個里程。

睡前的好眠九招

　　接下來要的介紹的九個方法，是幫助睡眠不好的人能夠好好入睡。想要睡得好，最主要就是「善待自己的身體」，每天要撥出一個半小時給自己來做這些功課，運用這些方法，不論失眠多嚴重，保證半個月一定睡得好，不需要吃安眠藥。

第一招 熱水泡腳

　　方法：

1. 薑一大塊拍碎，加上鹽巴（粗鹽）兩湯匙 30 克一起煮，大火滾了以後再煮 20～30 分鐘，先裝部分在小茶壺當中，使其冷卻。

2. 把剩餘薑湯加到水桶，要高於膝蓋。

3. 溫度加水調到 42°C，受不了就改成 41°C，放兩顆高爾夫球，或是放圓的石頭，或是彈珠二、三十顆，做腳底按摩。

4. 泡腳 30 分鐘，冷了就加茶壺中的薑湯。

5. 泡腳時逼汗，不要開窗、不能開冷氣、不能吹電扇，衣服穿多穿厚最好，最好穿雨衣，越悶越好。

第二招 金針菜湯

　　泡完腳喝金針菜湯。

第三招 乾刷

方法：

1. 菜瓜布一條切一節，七到八公分，泡軟以後不沾肥皂刷身體。
2. 臉部不要刷、有腫瘤有傷口的地方不要刷，要刷到紅不要刷到痛。
3. 朝心臟方向刷，腳朝上刷、手心朝內刷、脖子朝下刷。
4. 背部用長條的菜瓜布，背後刷不拘方向。

第四招 洗澡

睡前洗澡，有助睡眠。

第五招 散步

讓身體有點累，幫助睡前排便。

散步 20～30 分鐘，不一定要到屋外，屋內爬樓梯、做柔軟操都可以。

第六招 睡前排便

用心去蹲，不要看報紙。實在排不出來就不要勉強，至少要排尿。

第七招 躺床上寫下心事

睡覺前想事情就睡不著，把想的事情記下來，心中無罣礙好入眠。

第八招 敲小腿

躺著做、腳翹高，敲小腿肚正中央，敲到痛。

方法：

1. 人平躺在床上，頭枕在枕上，兩腳懸空翹高，左腳在上，右腳在下。

2. 以右腳腳背，往上去敲左腳小腿肚中央 30 下。（右腳腳背敲左腳小腿時，右腳要往下用力，左腳要往上用力）

3. 然後換腳，變成右腳在上，左腳在下，再以左腳腳背，往上去敲右腳小腿肚中央 30 下。（左腳腳背敲右腳小腿時，左腳要往下用力，右腳要往上用力）

4. 兩腳輪流做算是 1 回合，必須做 5 回合。

注意：敲小腿時要敲到有點疼，才是敲到正確的位置，敲的時候要盡量用力，忍耐疼痛與疲累，做完「敲小腿」，全身必然累極跌入昏睡狀態，這便是熟睡到天明的要訣！

第九招 床上閱讀

看到腦筋累、眼睛累，所以這本書不能太好看，最好找一本越看越頭大的書。

自我灌腸法

材料：灌腸器（可在醫療器材行買到）、煮沸後降溫的溫開水、
潤滑油（可用食用油）

用法：

1. 用掛勾把灌腸器掛在高處，高度要在胸口以上。

2. 裝入接近體溫的溫開水，水要先煮沸過，以免細菌感染。

3. 將灌腸器的導水管末端先塗上一點潤滑油，再慢慢地插入肛
   門，此時水就會慢慢進到身體裡去。

4. 感覺水進入大腸之後，將灌腸器的進水開關鎖住。再用雙手在
   腹部輪流做順時針、逆時針的按摩，要按 20 圈以上，再將糞
   便排掉。

5. 同樣的動作請做 3 回。

4

30天 逆齡回春工程

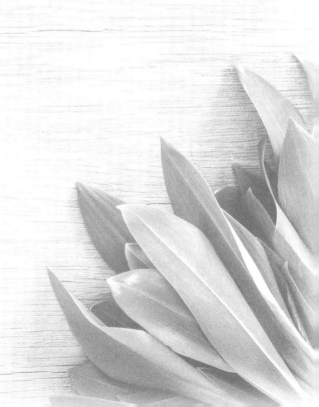

　　想留住青春，很多人迷信胎盤素，其實胎盤素只有荷爾蒙，如果動物胎盤處理不當，仍然有病毒會潛入人體，反而不如食材安全，像山藥、豆漿，富有天然雌激素。女性如果年過四十可能因卵巢功能逐漸衰退，造成內分泌失調，進而氣血失衡、代謝變差，身形走樣。用逆齡回春工程，可以緩和改善，不但減重讓你曲線找回來，人也變精神許多，看上去至少年輕 5～10 歲。逆齡回春工程 30 天，要分三階段來施行：

第一階段（1-10 天）實行「食養二分法」	第二階段（11-20 天）實行「辟穀（果菜汁斷食法）」	第三階段（21-30 天）實行「輕食斷毒」

第一階段：食養二分法

　　在第一天到第十天進行「食養二分法」時，請把握以下 4 個原則：

原則一：週一三五，全素

　　週一三五，全素，無油無鹽無糖

　　三餐只吃❶五穀腰果地瓜奶＋❷南瓜蔬菜泥

　　1. 五穀腰果地瓜奶

　　材料：糙米 25g、薏仁 25g、燕麥 25g、腰果 3 粒、地瓜 150g

做法：

上述材料一起加水 800c.c.煮熟（大火滾後，小火再煮 20 分鐘），然後用調理機攪拌成泥，趁熱食用。

2.南瓜蔬菜泥

材料：胡蘿蔔 50g、南瓜（連皮去籽）150g、蓮藕 50g、高麗菜 50g、紫菜（乾品）約 1／8 張、香菇 4 朵、豆皮 100g

做法：

上述材料一起加水 600c.c.煮熟（大火滾後，小火再煮 10 分鐘），然後用調理機攪拌成泥，趁熱食用。

註：若出門在外，或比較忙，不方便下廚做飯時，可改用沖泡式的「三寶有機精力湯」（有機蔬菜粉＋有機水果粉＋有機豆粉）。

原則二：週二四六日，素多葷少

1. 週二四六日，素多葷少，少油少鹽少糖。
2. 素葷比例，素：葷＝8：2。
3. 只吃魚不吃肉，避免炸、煎、熏、烤，改用蒸、煮、燉的烹調方式。

原則三：水果一天吃 3 次

1. 每次吃 200～250g。
2. 吃的時間在 11：00、17：00、20：30。
3. 以通便水果為主：如木瓜、火龍果、香蕉、梨…等。

原則四：喝水要足夠

喝水量的計算方式：體重公斤數×40c.c.＝一天喝水總量。譬如：60 公斤的人，全天要喝水 2400c.c.。

喝水的時間點

喝水時間	喝水 c.c. 數
起床時	500
10：00	500
15：00	300
16：30	500

第二階段：辟穀（果菜汁斷食法）

在第十一天到第二十天進行辟穀

　　「辟」是排除之意，「穀」指的是五穀。也就是說，在辟穀期間，不吃穀製類的食物，只喝水和蔬菜水果，保證身體對能量的基本需求。辟穀的好處之一就是可以將體內的毒素、廢渣排出，去除身體多餘的脂肪，降低血液中的膽固醇。人體天生能夠忍受飢餓和壓力。缺乏糧食在過去經常發生，人體因此發展出獨特的應對方式，能夠有效忍耐斷食。

果菜汁辟穀讓你返老還童

　　採用新鮮蔬果汁、飲料的辟穀法，可以補充身體長期欠缺的微量元素，又能將血管大清掃。除了能將體內的老、病、廢細胞排出體外，促使荷爾蒙分泌旺盛，刺激腦下垂體、甲狀腺、副腎、睪丸、卵

巢、胰臟……內分泌，使五臟六腑機能恢復正常，血液循環變得順暢，新陳代謝恢復運作，也可使皮膚紅潤並泛光澤，不論在心理上或生理上，都會讓整個人至少年輕 5～10 歲，且恢復活力，洋溢青春朝氣，精氣神與往昔大不不同，這是果菜汁辟穀帶來的驚喜！

果菜汁辟穀的七大好處

1. 清腸消脂、體內淨化。
2. 以強效天然食材淨化體內、排出食品添加物。
3. 分解農藥毒素、排出重金屬毒素。
4. 體內有毒則大病小病不斷，毒素一除，健康美麗一身輕。
5. 減肥、快瘦。
6. 活化細胞、活化生命。
7. 趕走體內酸毒垃圾，做好體內潔淨，恢復健康。

果菜汁辟穀的四大功效

一、減少腸胃負擔

只喝熱湯及果菜汁，補充身體微量元素，減少腸胃負擔。

二、雙效排泄修復細胞

白天沒有進行耗費心神及體力的工作，使得白天也和晚上一般，排泄功能大增。因為消化功能停止，排泄功能大為增強，大量沉著的代謝廢物和毒素得以被迅速排除。

三、刺激荷爾蒙的分泌

在緊急事件與緊繃的壓力下，人類會分泌荷爾蒙刺激生命戰鬥或逃跑的本領。比如有人能在火災現場扛起超重的冰箱，或能在緊急狀況下跳樓逃生而毫髮無傷，這都是因為荷爾蒙刺激使得人體能在相對較短的時間內，在高壓的環境中持續運作。斷食期間能夠刺激荷爾蒙分泌，從而促進組織修復及代謝功能。

四、達到自體溶解現象

「自體溶解」（Autolysis）是身體自行分解並消化本身組織的一種生理現象。辟穀斷食的目的就在誘導，發生自體溶解，以達到治療目的。因為辟穀斷食期間，身體吸收不到外來營養，便會去消耗存留在體內最下等的物質，如死亡細胞、腫瘤、受傷組織和脂肪沉著物等，這種現象等於「焚燒垃圾」，為確保生命運作正常，重要組織和器官則完全不會受到影響。

斷食會啟動並增強身體的免疫系統機制

一、斷食的起步階段

攝取熱湯及果菜汁後，血糖上升，接著胰島素上升，把葡萄糖送進細胞當作能源，多餘的葡萄糖轉換成肝醣儲存在肝臟，或轉換為脂肪酸。

二、斷食的吸收階段

斷食後約 6～24 小時，血糖與胰島素開始下降，為了提供能源，

肝臟開始分解肝醣成葡萄糖。肝醣的庫存大約能維持 24～36 小時。

三、糖質新生階段

　　斷食後的 24 小時到第 2 天。肝醣庫存耗盡，肝臟把胺基酸轉換成葡萄糖，這就是所謂的「糖質新生」。這時一般非糖尿的病患血糖會下降，維持在正常範圍內。

四、生酮階段

　　斷食後的第 2-3 天，低胰島素刺激脂肪分解來供應能源。脂肪的儲存型態是三酸甘油酯，簡稱「三酸」。「三酸」會分解成「脂肪酸」與「甘油」，其中，「甘油」經「糖質新生作用」轉換成「葡萄糖」，取代胺基酸的糖質新生，讓胺基酸可以合成身體所需的蛋白質。脂肪酸則供應除了大腦以外的大部分細胞。大腦所需的能源必須靠脂肪酸進一步分解成酮體，才能穿越血腦屏障進入大腦當作能源。斷食大約 4 天後，大腦的能源 75％ 是由「酮體」提供的。酮體的最主要 2 種成分 β-丁酸鹽（β-hyDroxyButyrAte）與乙醯乙酸鹽（ACetoACetAte）在斷食狀態下濃度會增加 70 倍。

五、垃圾焚燒階段

　　斷食會強力刺激「生長激素」的分泌，這是身體為了保存肌肉與骨骼所產生的保護機制。研究顯示，經過 5 天的斷食，生長荷爾蒙（GH）的分泌會增加 2 倍以上。斷食後的第 5 天開始，成長荷爾蒙濃度增加，保留肌肉與其他非脂肪組織，免於被分解當作能源，斷食期間的基礎代謝所需的能源，幾乎都由「脂肪酸」與「酮體」供應。斷食期間的血糖維持，則是靠甘油的「糖質新生」。另外，斷食期間

「腎上腺」會增加，以免降低新陳代謝率，腎上腺素的增加，使得腎上腺素不必依靠血糖的下降就能啟動體脂的燃燒。

　　體內如發現蛋白質提供不夠，會轉向死亡細胞、腫瘤等尋求蛋白質，這種現象等於「焚燒垃圾」，也就是「自體溶解」。斷食會升高「生長激素」，生長激素帶來的好處是保存肌肉與骨質，更可貴的是沒有注射人工生長激素的副作用。且荷爾蒙（HGH）的分泌是脈衝式的，一陣一陣，可以避免產生抗阻，如果連續性的分泌會產生抗阻。斷食之後產生的結果流程包括：降低血糖→降低胰島素→抑制 IGF-1（類胰島素生長因子）、抑制 TAF（腫瘤血管生長因子）→減少罹患癌症、減緩老化、減緩癌細胞成長。斷食還可以降低促炎細胞因子（proinfl AmmAtory Cytokines）：IL-1β、IL-6，尤其，在末期轉移性癌症階段，促炎細胞因子是處於高檔活躍狀態。

斷食三步驟之一：減食兩天

減食的兩個原則

　　1. 第一天「七分飽」、第二天「五分飽」。
　　2. 飲食要清淡（少油、少鹽、少糖）。
　　3. 要避食任何嗜好品（如煙、酒、咖啡、濃茶、零食…等）。

斷食三步驟之二：斷食六天

三餐只喝熱湯

　　1. 飲用 500c.c.的時間：起床時、早餐、午餐、晚餐。

2. 第一、三、五天喝黃耆紅棗枸杞湯[1]。

3. 第二、四、六天喝魚腥草紅棗湯[2]。

在兩餐之間喝新鮮果菜汁

1. 飲用 300c.c.的時間：

❶10：00 ❷15：00 ❸16：30 ❹17：00 ❺20：30

2. 果菜汁斷食期間，採用 9 餐的方式進行，提供對症熱湯及對症果菜汁，如胡蘿蔔汁、綜合果菜汁、小麥草汁、蔬菜湯等，協助患者進行身體調理。

3. 斷食期間一天的飲水量應超過自身體重×40c.c.，最好能配合以下三種運動同時進行，斷食效果會更好：❶發汗運動 ❷乾刷身體[3] ❸刮舌苔

第一、三、五天的飲食法

序	時間	果汁	c.c.
❶	10:00	胡蘿蔔蘋果汁	300
❷	15:00	胡蘿蔔原汁	
❸	16:30	胡蘿蔔蘋果汁	
❹	17:00	蘋果原汁	
❺	20:30	胡蘿蔔蘋果汁	

1　作法請見第三冊《排餐篇》P.13。
2　作法請見第三冊《排餐篇》P.16。
3　作法請見本書 P.65。

小叮嚀：

1. 胡蘿蔔一定要買有機的，才可以連皮使用。

2. 過量食用胡蘿蔔會導致色素沉澱，皮膚出現黃色。

3. 腎功能不全者應少吃，因其含鉀量較高。

第二、四、六天的飲食法

序	時間	果汁	c.c.
❶	10:00	高 C 果汁	300
❷	15:00	柳丁原汁	
❸	16:30	高 C 果汁	
❹	17:00	葡萄原汁	
❺	20:30	高 C 果汁	

小叮嚀：癌症患者，要將葡萄減量至 15 粒。

斷食三步驟之三：復食兩天

復食的兩個原則

1. 食量要由小而大。

2. 纖維要由細而粗，每口食物均要細嚼慢嚥。

進食的標準

	早餐	午餐	晚餐
復食第一天	3 分飽	4 分飽	5 分飽
復食第二天	5 分飽	6 分飽	7 分飽

第三階段：輕食斷毒

在第二十一到第三十天進行輕食斷毒，請把握三原則：

原則一：三餐吃「五全精力湯」

五全精力湯包含全方位的營養，能提升內臟機能，促進新陳代謝、活化細胞、改善酸性體質、啟動自愈力，讓身體成為最好的醫生，有助於疾病快速逆轉、恢復健康，對養生保健與療病祛疾，具有巨大的貢獻。其組成元素，包括：

1. 芽菜：蘊含種子所有生命能量，含大量酵素及多種微量元素。
2. 有機蔬菜：含大量粗纖維、多種微量元素與植化素。
3. 水果：含大量維他命 C、維生素 B、豐富的酵素及多種微量元素。
4. 堅果：含有豐富植物性蛋白質、多種礦物質、多種維生素，尤其含有豐富的維他命 E。
5. 營養補助品：補充調節人體機能。

以下提供幾款五全精力湯功效做法，您可自行更換：

逆齡五全精力湯

材料（3-4 人份）：

A 料：苜蓿芽 1 碗（約 50g）、有機萵苣 2 碗（約 100g）、鳳梨 1 片（150g）、香蕉 1 條、腰果 10g、松子 15g

B 料：酵素液 30c.c.

做法：

1. 將 A 料洗淨，鳳梨與香蕉要去皮。

2. 所有材料連同 B 料放入調理機，酌加冷（溫）開水 300c.c.，充分拌勻後，即可趁鮮飲用。（做一次足夠 3-4 人吃）

3. 芽菜可變換成其他芽菜。

降血糖五全精力湯

材料（3-4 人份）：綠豆芽 1 碗（約 50g）、小黃瓜 1 條、西洋芹 2 片、番茄（大粒）1 個、火龍果（白肉）（小）1 個、葵瓜子 5g、藍藻 3g、麥苗粉 3g

做法：

1. 綠豆芽、小黃瓜、番茄先逐一洗淨，火龍果洗淨去皮切塊，西洋芹洗淨切段。

2. 所有材料洗淨後，放入調理機，加冷（溫）開水 300c.c. 充分拌勻，即可趁鮮飲用。

3. 芽菜可變換成其他芽菜。

降壓降脂五全精力湯

材料（3-4 人份）：綠豆芽 1 碗（50g）、西洋芹 2 片（約 150g）、番茄（中粒）1 個、木瓜（小）1 個、鳳梨 1 片（約 200g）、腰果 5 粒、麥苗粉 3g

做法：

1. 綠豆芽洗淨、西洋芹洗淨切段、番茄洗淨切塊、木瓜去皮去籽切塊、鳳梨去皮切塊。

2. 腰果洗淨後用滾水燙過滅菌。

3. 所有材料洗淨後，放入調理機（破壁機），加冷（溫）開水

300c.c.充分拌勻，即可趁鮮飲用。

4. 芽菜可變換成其他芽菜。

保肝五全精力湯

材料（3-4 人份）：綠豆芽 1 小碗（約 50g）、胡蘿蔔 150g、香蕉 1 條、腰果 10g、三寶（大豆卵磷脂、小麥胚芽、啤酒酵母）各 5g、酵素液 30c.c.

做法：

1. 綠豆芽洗淨，胡蘿蔔洗淨切塊，香蕉去皮切段。

2. 腰果洗淨後用滾水燙過滅菌。

3. 上述材料放入調理機，加冷（溫）開水 300c.c.及酵素液，全部打勻即可飲用。

註：若出門在外，或比較忙，不方便下廚做飯時，可改用沖泡式的「三寶有機精力湯」（有機蔬菜粉＋有機水果粉＋有機豆粉）。

原則二：一天水果必須吃三次

每次吃水果的量在 200-250g，吃的時間 ❶11：00　❷17：00 ❸20：30，要多吃通便水果，如：木瓜、火龍果、葡萄、香蕉等。

原則三：喝水要足夠

至少要喝：體重公斤數×40c.c.＝一天喝水總量。

每日喝水量包括：食養飲料、食養果汁、白開水…等。

週一三五，喝魚腥草紅棗湯[4]。

週二四六日，喝酵素稀釋液[5]。

4　作法請見第三冊《排餐篇》P.16。
5　作法請見第三冊《排餐篇》P.137。

喝在以下的時間點：❶起床時 500c.c. ❷運動後 200c.c. ❸10：00 500c.c. ❹15：00 300c.c. ❺ 16：30 500c.c. ❻ 睡前 200c.c.

5

延年終老、享福法則

落實食養二分法，自然健康終老

　　守護健康，要把握二個飲食重點，這二個飲食法，能幫助大家改善酸性體質，使容易罹病的酸性體質，變成健康的弱鹼性體質。這個飲食重點就是實行「食養二分法」！

食養二分法

主餐怎麼吃

飲食時間	週一、三、五	週二、四、六、日
飲食重點	全素，無油、無鹽、無糖	全素或素多葷少 （少油、少鹽、少糖）
飲食內容	1.三餐都吃一樣： ❶ 五穀腰果地瓜奶 [3] 1 碗 ❷ 南瓜蔬菜泥 [4] 1 碗 ❸ 番茄（大）1 個	依照平日吃法，但要堅持以下的飲食原則： 1.避吃炸／煎／燻／烤類食物（食物盡量用蒸／煮） 2.勿吃任何加工食品（如香腸／罐頭／肉乾……） 3.勿吃辛辣刺激性食物

　　小提醒：

1. 在週一、三、五暫停葷食與油、鹽、糖，是改善慢性病的速效捷徑。

2. 遵照「食養二分法」，一個月內會健康減重 4 公斤以上。不

1　　作法請見第三冊《排餐篇》P.192。
2　　作法請見第三冊《排餐篇》P.149。

想減肥者,可在餐後加吃一個饅頭。

3. 在週二、四、六、日全素或素多葷少,素:葷＝8:2,宜「多魚少肉」或「只吃魚不吃肉」。

4. 五穀腰果地瓜奶和南瓜蔬菜泥,可採用速成的淨食能量全餐,幫助現代人快速調理體質。

5. 三餐亦可以喝有機精力湯[3]。快速喝完,隔 30 分鐘後,要再喝一杯溫開水 350c.c.。

6. 番茄有時可改成有機小黃瓜,或其他生菜,而且均要生吃。

附餐怎麼吃

飲食時間	每天	
飲食重點	水果一天要吃三次,可獲得豐富的酵素,讓抗病力增強!	每天喝水要足夠,可保持血清,避免血濃缺氧!
飲食內容	1. 水果要吃對。 熱性體質者,要吃涼性水果 寒性體質者,要吃溫性水果 2. 空腹時吃水果。 3. 水果宜吃三次。 ❶第一次 11:00 ❷第二次 17:00 ❸第三次 20:00	1. 按體重決定喝水量。 體重(公斤數)×40c.c.＝一天的標準喝水量 2. 每天最佳喝水時間(時間可自行調整) ❶起床時喝 500 c.c. ❷10:00 喝 500 c.c. ❸15:00 喝 500 c.c. ❹16:30 喝 500 c.c. ❺20:00 喝 300 c.c.

小提醒:

1. 這幾個時間點都是身體最餓的時候,最容易亂吃零食,這時吃水果,酵素吸收最快!

2. 時間可自行調整,但最好在空腹時吃水果,一次吃 200～250g。

3　維健寶 1 大匙＋蘋果園 2 小匙＋溫(冷)開水 400c.c.

快速甩開多餘脂肪，讓身體零負擔

　　食療二分法，是一個容易讓一般人掌握的飲食法。堅持食療二分法，可以常保健康，並讓慢性病者減少藥物攝取量。更棒的是，這是減重的新方向，只要堅持一個月，可以去掉至少 10 公斤的贅肉！

　　食療二分法是一個明確的食療方向，對一般人來說容易追尋，週一、三、五吃全素；週二、四、六素多葷少，茹素的人則 7 天吃全素。用一個月的時間來體驗，只要肯堅持和努力，至少可以減重 10 公斤，更重要的是，會讓身體更健康。

　　週一、三、五的三餐吃法是一樣的，每餐吃的食物有三大類，第一類是澱粉類的主食，包括五穀腰果地瓜奶，第二類是降脂蔬菜泥，第三類則是生吃一顆番茄。

　　健康的飲食，並不難以吃，只要擅用食物的天然味道，即使不添加調味料，健康的食材也可以烹調得美味，而且品嘗到食物的原味。食養二分法烹煮過程，並不添加調味料，味道卻能廣為接受，因為地瓜是甜的，混合起來不難入口。由於無糖、無油、無鹽，所以口味傾向於追求食物的原味，其實能夠維持食材的原味才是養生美食烹飪的最高境界。

　　週二、四、六回到習慣的三餐時，記得要在首一個月內必須嚴格遵守三項原則，第一是不能吃炸、煎、燻、烤和烘培的食物，並以蒸為主，才能把慢性病調好；第二是不能吃加工食品，包括香腸、臘

肉、蜜餞、罐頭食品、精緻素料、罐瓶裝飲料和快熟麵,第三是避免辛辣和刺激性調味料,包括胡椒粉、辣椒、咖哩、芥末和沙茶醬。

　　只要把握了這三項大原則,三餐可照吃,但要素多葷少,建議只吃魚不吃肉,因為魚的脂肪可降血脂,相反的,肉的脂肪則提升血脂。

　　當然,除了這兩大方向,我們還得每天多喝水,喝水不要隨意喝,不要口渴才喝,這是沒計劃的飲食。飲食沒計劃,健康就沒保障,飲水要有時間性的計劃,早上起床、運動後、上午 10 點、下午 3 點、下午 5 點,晚上 8 點,幾乎每個整點都補充水分,另外,要一天吃 3 次水果,水果含有豐富酵素,人體吸收豐富的酵素後,內臟機能自然良好。

選好油烹煮食物,最好選擇亞麻籽油或橄欖油

　　煮菜當然要選好油,可是在選好油以前,要先好好認識油脂的結構,因為不同結構的油脂對人體的健康可是有著不同的影響。脂肪是由「甘油」及「脂肪酸」所構成的,因結構的不同,脂肪酸分為「飽和脂肪酸」及「不飽和脂肪酸」,而「不飽和脂肪酸」因雙碳鍵數量的不同,分成「單元不飽和脂肪酸」及「多元不飽和脂肪酸」,以下就各種脂肪酸簡述介紹:

種類	對健康的影響	油的品種
單元不飽和脂肪酸	現代醫學普遍認為，「單元不飽和脂肪」有助於降低「低密度脂蛋白」，能減低罹患「冠心病」之風險，兼具「抗氧化劑」的特質，能保護動脈，抵抗氧化所造成的傷害。	花生油（232℃）、芝麻油（177℃）、橄欖油（160℃）、菜籽油（107℃）、苦茶油（252℃）、玄米油（250℃）
多元不飽和脂肪酸	現代醫學普遍認為，「多元不飽和脂肪」會同時降低低密度脂蛋白膽固醇（壞膽固醇，LDL）及高密度脂蛋白膽固醇（好膽固醇，HDL）。相對比飽和脂肪酸健康，抗氧化的效果不如單元不飽合脂肪。	葵花籽油（107℃）、大豆油（160℃）、玉米油（160℃）、紅花籽油（107℃）、葡萄籽油（216℃）、亞麻仁油（107℃）
飽和脂肪酸	適量的飽合固然也有支援人體對抗細菌和病毒的功能及預防癌症所必需的物質，但「飽和脂肪酸」攝取量最好控制在總卡路里的 5%-10% 之間，不應該超過 10%，以免過量的「飽和脂肪酸」轉化成膽固醇，導致血脂過高、引發心血管病變的風險增加。	椰子油（232℃）、棕櫚油（230℃）、奶油（177℃）、各種動物性油脂
反式脂肪酸	反式脂肪對健康有害，是人體不必要的營養素。食用反式脂肪會提高罹患冠狀動脈心臟病的機率，因為它可令低密度脂蛋白上升，並使高密度脂蛋白下降。肝臟無法代謝反式脂肪，它也是高血脂、脂肪肝的重要原因之一。	乳瑪琳（植物性奶油）、酥油（氫化植物油）、反覆油炸的各種油

註：花生油與玉米油要注意有無「黃麴毒素」的殘留，並且要挑選信用可靠的品牌。

不同的烹調方法，使用不同的油品

1. 煎炒：大豆油、葡萄籽油、玄米油的發煙點較高，油質穩定，比較適合一般熱炒或煎炒。

2. 涼拌或熟食拌油：橄欖油、芝麻油、亞麻仁油等較適用。這類油品發煙點低，於高溫下烹調，容易起油煙，引起變質，會傷害健康。

3. 大量煎炸：奶油、棕櫚油、椰子油等油品的飽和脂肪酸含量高，發煙點高，於高溫烹調下較不易起油煙、變質，但是在油炸食物時，還是將油熱至七分熱即可，以免油脂氧化劣變。

　　目前市面上各式各樣的油品，標榜不同的健康訴求，選購油品，應依實際需要選購，建議大家最好選擇亞麻籽油或橄欖油。因為現代人平時飲食中的「飽和脂肪酸」已經攝取足夠，建議烹調時多使用含「單元或多元不飽和脂肪酸」較多的油品，並常常更換，這樣能夠攝取較多各種不同的脂肪酸。所以一般家庭若能有兩種或兩種以上的油品，分別使用在煎炒、涼拌或油炸，對人體健康較有益處。

　　一天的油脂攝取量多少才不會太高呢？行政院衛福部建議國人每日油脂的攝取量為烹調用油 2～3 湯匙，1 湯匙等於 15 公克的油脂，湯匙是指個人喝湯用的小湯匙，烹調用油是指「橄欖油」或是「沙拉油」等單元或多元不飽和脂肪酸。每日油脂攝取量不超過總熱量的 30％。如果一天需要熱量 1800 大卡，則油脂之攝取量不應超過 54 公克。

　　我非常不鼓勵吃油炸食品，若實在克服不了口腹之慾，請務必同時搭配大量的新鮮蔬果，增加維生素 A、C、E 等，這樣至少可以減少體內「自由基」的產生。氫化的油脂（反式脂肪酸，包括人造奶油、烤酥油、乳瑪琳及氫化的植物奶油等），最好還是少吃為妙！

要用海鹽或粗鹽，不要用精鹽

　　鹽跟油一樣，都是日常生活必備的調味品，也是維持身體健康的重要微量元素。如果沒有油，人體便缺少每日所需要的脂肪，脂肪能提供細胞所需的脂肪酸，幫助吸收「脂溶性維生素」，如維生素 A、D、E、K，是細胞組成的重要物質。如果不吃鹽，體內的各種礦物質嚴重缺失，會引起食慾不振、四肢無力、暈眩，嚴重還會出現厭食、噁心、嘔吐等反應。

　　鹽很便宜，但若吃下太多鹽，容易產生高血壓和引起水腫，甚至引發更嚴重的心血管疾病。

吃鹽就要吃「天然鹽」，避免吃「精鹽」

　　什麼是精鹽？精鹽就是一般所稱的「RefineD SAlt」，也就是把海水純化而成，除去一切雜質，只剩下「氯化鈉」。精鹽幾乎不含其他天然礦物質，吃太多容易造成血中鈉離子太高，發生水腫和高血壓現象。一般市售精鹽還會添加化學物質，防止鹽因為受潮而結塊。

　　什麼是好鹽？好鹽就是沒有精製的「天然鹽」，含有多種微量礦物質，如：鈣、鎂、鉀、鈉、鐵等微量元素，可以激活內臟的機能。

比如：海鹽、岩鹽、玫瑰鹽等。

鹽的種類

品名	特點	小提醒
精製鹽	沒有其他的微量元素，成分為氯化鈉，味道死鹹，會額外添加「碘」。	甲狀腺亢進者，應避免攝取「含碘鹽」。
天然海鹽	是用海水經日曬後自然結晶的鹽，含有多種微量礦物質。	
天然岩鹽（高山鹽）	從岩石礦物中提煉出來，含有多種微量礦物質。	岩鹽的顏色很多，如粉紅色、淺黃色、灰色、橘紅色……。
天然玫瑰鹽	「玫瑰鹽」是「岩鹽」的一種，主要是因為其呈色為橘紅色、粉紅色或深紅色，所以取名為玫瑰鹽，也是含有多種微量礦物質。	玫瑰鹽多數產在喜馬拉雅山脈地區
湖鹽	因氣候的變化、地殼的變動，使大片水域或海水被陸地所封閉，而成為內陸鹽湖；在陽光曬製之下湖水結晶而形成湖鹽。目前鹽湖的分布多集中乾燥及半乾燥地帶。例如美國猶他州大鹽湖、中國青海省靠近內陸地區等產地。	
竹鹽	竹鹽是經過日曬過的海鹽，裝入青竹中，兩端封口，經超過千度以上的高溫煅燒後所提煉而成。竹鹽因為雜質一次又一次被淨化，成為高度淨化後的食用鹽，吸取了土泥與竹子的營養及礦物質，含有鉀、鈣、鎂、磷、硫磺及微量元素等，可以提供人體多種礦物質營養成分，促進新陳代謝。竹鹽製作需要繁複的製程以及耗費長久的人力工時，古代是貴族或僧侶常用的養身食鹽。	

　　我建議廚房一定要備有幾款天然鹽，交互使用。因每一種天然鹽所含的礦物質成分皆不一樣，多吃幾種天然鹽身體就會得到更多元化的礦物質，對健康的增進，幫助更大。

鹽，是不可或缺的調味品，含鈉量高。鈉攝取過量增加「高血壓」的危險。建議成人每日鹽攝取量為 6 公克，其來源包括新鮮食物、加工製品和調味品等。

減鹽技巧

一、利用天然食材的風味：

1. 烹調時使用蘋果、鳳梨、番茄等天然水果來增加料理的酸味。

2. 使用味道強烈的天然食材，如香菜、海帶、洋蔥或是香草等，帶出食物的原味。

3. 可用人參、當歸、枸杞等中藥材及胡椒、八角等香辛料來取代鹽的添加。

二、利用天然佐料增添料理的風味：多使用酒、蒜、薑、胡椒、八角、花椒及香草片等天然佐料，變換食物風味。

三、利用烹調技巧降低鹽的用量：選擇可保持食物天然鮮味的烹調方式，如多用蒸、燉、烤等，以減少鹽、味精或其它鮮味調味品的用量。

盡量以天然食材調味，慎選糖類

食養二分法的烹飪調味，最好是天然調味料，例如想提鮮味，可以用草菇、海帶等食材；想增添酸味，可以用天然醋、檸檬汁、柳橙汁等食材；想加辛香料，可以採用蒜、薑、香菜、胡椒、八角、花

椒、月桂葉等食材；想要糖醋風味，可以使用鳳梨、蘋果、番茄等食材。千萬避免使用雞精、味精，而採用香菇粉、天然蔬果粉、昆布粉來替代。

　　蔬菜、水果、牛奶等都含有天然的簡單糖類，可以增添食物風味，並不需要特別避免。但是加工與調理食品為了美味而添加外來的糖分，無意中增加了糖類的攝取。糖攝取量不應超過總熱量的10％，平常不可長期過量攝取，以免罹患糖尿病。

　　糖類，也必須慎選，常見糖類有白糖、砂糖、黑糖、果糖、楓糖、蜂蜜等，以下仔細介紹讓大家認識糖品：

　　目前尚無客觀的物理及化學方法可以測定，主要是利用主觀的人工品評來加以比較。通常以蔗糖的甜度 100 為計，各種糖的甜度比及熱量如下表。

各種糖的甜度比較表

種類（100gm）	蔗糖含量純度（gm）	熱量（kCAl）
冰糖	99.9	387
白砂糖	99.6	385
紅砂糖（二砂）	99.4	385
黑糖	94.4	365
麥芽糖	84.1	325
楓糖	66.6	258
蜂蜜	81.5	315
果糖	76.9	297
果寡糖	77.5	300

　　蔗糖因加工的精緻程度不同，有不同等級的產品，如冰糖、白砂糖、紅砂糖（二砂）、黑糖等。蔗糖含量最高的是冰糖，超過99.9％，白砂糖純度可達 99.6％以上。一般的砂糖（二級砂糖）帶有顏色，含有少量有機物及礦物質。黑糖顏色很深，精緻度較低，蔗糖含量也較低，但保有較多的礦物質及有機物。

　　甜度方面，精緻度較低的「黑糖」及「二砂」的口感較甜，純度高的「白糖」及「冰糖」甜度稍低，適合於咖啡或茶中調味。而黑糖具特殊風味，適合烹調甜點時使用。「紅砂糖（二砂）」常用於一般烹煮的調味。在營養上，「黑糖」的鈣、鉀與鐵含量較高，也含有較高的維生素 B 群與 C，營養價值比白糖及砂糖稍高一些。

寡糖是一種健康糖

　　「寡醣」是一種具甜味，但卻不容易被人體消化吸收的醣類，天然食物裡，如豆類、洋蔥、大蒜、牛蒡、蜂蜜等裡面都有。它的甜度只有蔗糖的 20～70％，熱量也比其他糖類低一些。目前市面上有「果寡醣」或「異麥芽寡醣」的糖漿商品，可以當作甜味劑使用。「寡糖」在日本被認定是一種健胃整腸的保健食品，功用類似「水溶性的膳食纖維」，所以西方國家也稱它是「甜纖維」。因為人體無法利用寡醣，當它進入腸道之後，就會被腸內的細菌利用。正好它是「雙叉乳桿菌」（也就是比菲德氏菌）喜愛的食物，所以能幫助這種有益菌的增生。當腸道裡的好菌增加了，自然會抑制害菌生長，進一

步預防和改善便秘、腹瀉等胃腸道問題，這就是寡醣能保養胃腸道的原因。好處不僅於此，它另一個優點是不易讓人蛀牙，因為它不會被口腔中的牙菌利用，所以少了這層顧慮。

代糖也會產生熱量

代糖大致分為二大類，「營養性代糖」與「非營養性代糖」，差別在於「營養性」代糖會產生熱量，非營養性代糖不會產生熱量。

一、木糖醇

木糖醇（xylitol）即是「營養性代糖」，木糖醇存在於天然蔬菜中。這類甜味劑的甜度與糖類相當，所產生的熱量僅有一般糖類的一半。

被廣泛運用於口香糖、糖果等產品。此外，這類甜味劑較不會影響糖尿病患者的血糖濃度；但食用過量可能造成腹瀉。

二、糖精

糖精與甜精是常見的「非營養性代糖」。是想要減重的人可以食用的無熱量「非營養性代糖」，它是最早發現的人工甘味劑，不會產生熱量，甜度是蔗糖的 300 倍左右。各國對於糖精、甜精的規範不同，美國基於「甜精」對促進腫瘤生長有疑慮禁用甜精，但包括加拿大等，目前仍有 50 多個國家可以使用甜精。台灣依據「食品添加物

使用範圍及限量暨規格標準」規範，糖精與甜精限用於瓜子、蜜餞、低熱量碳酸飲料等及代糖錠劑。

三、阿斯巴甜

甜度約為糖類的 200 倍。低卡或零卡汽水中常使用的代糖即為阿斯巴甜。苯丙酮尿症患者（PKU）因為不能代謝苯丙胺酸，所以不能食用任何含有阿斯巴甜的食品。依照衛生署的規定，凡是添加阿斯巴甜的食品，包裝上必須標示「苯丙酮尿症患者不宜使用」，購買前要先看清楚成分。

水果一天吃三次

水果含有豐富的酵素、維生素、礦物質和植化物，對身體的機能運作及免疫力的提升有很大的幫助；但並不是每一種水果都適合每個人，尤其對罹患疾病的人而言，水果更不能亂吃。像是西瓜，可以改善腎炎、降血壓、口瘡，但是性寒體質虛寒者不宜多吃；香蕉可以清熱解毒、潤腸通便，但是含鉀過高，急慢性腎炎、腎功能不全者不宜；甜瓜可以生津止渴、利尿、消熱、解暑、改善口鼻生瘡、急慢性肝炎、預防血管硬化、降血壓，但是富含糖分，肥胖者與糖尿病患者不宜多食……。簡單地說，生病的人必須對症吃水果，才能減輕疾病症狀，幫助恢復身體健康。

對症才能吃對水果

病症	適合的水果
高膽固醇	核桃、山竹、青蘋果、草莓、番茄
高血壓	西瓜、柿子、梨子、桃子、葡萄、橘子、番茄、蘋果、核桃、酪梨
血管硬化	橘子、酪梨、番茄、蘋果、草莓、核桃、香蕉、葡萄
腹瀉	蘋果、草莓
胃炎	葡萄、蘋果、酪梨
心臟病	蘋果、核桃、酪梨、香蕉、西瓜、梨子、鳳梨、奇異果
支氣管炎	葡萄、蘋果、草莓、櫻桃、柿子、梨子、鳳梨、枇杷
消化不良	木瓜
痔瘡	蘋果、香蕉、柿子、桃子、木瓜
貧血	葡萄、橘子、番茄、蘋果、草莓、櫻桃
癌症	葡萄、柿子、番石榴、奇異果、草莓
中風	蘋果、柿子、鳳梨、奇異果
腸炎	葡萄、番茄、蘋果、香蕉、鳳梨、番石榴
痛風	鳳梨、奇異果
尿酸高	西瓜、冬瓜
皮膚病	番茄、蘋果、草莓、核桃、木瓜
腎臟病	蘋果、草莓、香瓜、葡萄、橘子
支氣管炎	櫻桃、梨子、鳳梨、枇杷、柿子、葡萄、蘋果、草莓

喝水要足夠並且要喝的有方法

　　水是身體細胞的主要構成物質，不僅充滿身體整個組織細胞間，還是體內主要的流體，食物的消化、吸收以及營養素的運送及利用，每一個過程都需要水的參與，那麼，水既然這麼重要，我們該如何攝取？怎樣的水是適合的呢？

　　首先我們應該選對水再喝，可選擇優質的礦泉水，如可以的話，飲用鹼性水、能量水或鈣離子水對人體均有幫助。不然，家中的自然水用濾水器過濾後，煮熟再喝亦可。

　　平時在家該怎麼燒開水？科學家研究證實，自來水含有 13 種對人具有潛在致癌、畸型和突變的氯化物（為鹵代烴和氯仿等）。水中這類有毒物質的含量與水溫有密切相關。水溫 90℃時，鹵代烴含量由原來常溫下，每公升 53 微克上升到 191 微克，氯仿則由 43.8 微克上升到 177 微克；到 100℃時，兩者含量分別下降到 110 微克和 99 微克；繼續沸騰 3 分鐘，則降為 9.2 微克和 8.3 微克，這時的開水才稱得上是符合衛生標準的飲用水。

　　科學實驗還證明，煮沸 1-3 分鐘，水中亞硝酸鹽含量增加十分緩慢；煮沸超過 5 分鐘，其含量才會急劇增加；如果繼續煮沸至 10 分鐘，這種有害物質就成倍增加。所以，把自來水燒開 3-5 分鐘，亞硝酸鹽和氯化物等有害物的含量最低，最適合人們飲用。

除去水中有害物質的三種方法

1. 早上第一次打開水龍頭，先放水一分鐘左右再使用。因為原本剩餘在水管裡的水時間過長，可能殘留過多有害物質。
2. 要消除消毒水的臭味，只需將水放置 2-3 個小時即可。
3. 將水煮沸，可消除或減低消毒水臭味及三鹵甲烷的含量，開水煮沸後多滾 15-20 分鐘才好。

硬水、軟水怎麼分？

鈣與鎂是決定水質「硬度」的基準。硬度是以含鈣量（毫克／1公升）×2.5＋含鎂量（毫克／1 公升）×4.0 計算所得出的數據，硬度超過 301 的水稱為「硬水」，介於 101-300 的水稱為「中硬水」，硬度 100 以下的稱為「軟水」。歐洲的水以硬水居多，日本水則以軟水居多。硬水含鎂較多，喝來有點苦味；軟水口感好，但相對其礦物質含量較少。

有了好的水，該怎麼喝才好？

現在有很多人都重視到了喝水的重要性，但是卻沒有良好的喝水習慣，總是在某時突然想起就牛飲一番，這樣的飲水習慣好嗎？其實這樣喝水並不能讓身體有效吸收水分，真正有效的飲水方法，是指一口氣將一整杯水（約 200～250c.c.）喝完，而不是隨便喝兩口就行

了，這樣喝才可令身體真正吸收使用。當然，所謂一口氣飲水並非一定要一口氣喝完。如果只隨便喝一兩口來止渴，對身體根本無濟於事。而且，喝水應該講究技巧，小口小口地喝水，水流速度慢，水很容易在胃裡被吸收，產生小便。所以，便秘的人喝水最好大口大口地喝，吞咽動作快一些，這樣，水能夠儘快地到達結腸，同時刺激腸蠕動，改善便秘的症狀。

學會了怎麼喝水，下一步就是喝了，那什麼時候和水對人體最好？

在這推薦一個「喝水行程表」，提供給讀者參考

第一杯水很重要

經過一整夜的睡眠，身體開始缺水，起床之際先喝 300-500c.c. 的水，可幫助腎臟及肝臟排毒。晨起先飲水，對身體既是一次極大的補償，又是一種有效的淨化。這已是醫學公認的健康生活習慣。經過一夜的睡眠，胃內食物已經排空，隨著身體的運動，水在胃內如同清潔劑洗滌胃壁的殘渣餘孽，病原菌因此無處安身，難以形成致病的群體。水在胃內短暫停留，除少量被吸收外，80%以上在腸道被吸收進入血液。新飲用的水會快速到達身體的每一個角落，促進全身的吐故納新。所以，最好在刷完牙後給自己一杯淨水，讓身體吸收完水分後再進食。

第二杯水給你一天的好心情

起床到辦公室的過程，時間總是特別緊湊，情緒也較緊張，身體容易呈現口乾舌燥現象，所以到了辦公室後，先別急著泡咖啡，改掉用飲料代替水的習慣，給自己一杯至少 250c.c.的淨水！

第三杯水有效放鬆壓力

在冷氣房裡工作一段時間後，一定得趁起身動動的時候，在上午工作時間中，給自己一天裡的第三杯淨水，補充流失的水分，有助於放鬆緊張的工作情緒！尤其，當體內水分不足、攝入水分太少時，易導致腦血流量降低，使高血壓症狀加劇，腦含氧量及血糖量低、腦脊髓液太黏稠，影響神經傳導速度及大腦活動敏銳與靈敏性，人容易呆滯。

第四杯加強消化功能

用完午餐半小時後喝一杯淨水，可以加強身體的消化功能。但不可以吃完馬上就喝，馬上喝水會稀釋胃液，反而不利於消化。

下午茶時間補充水分

以一杯健康礦泉水代替午茶與咖啡等提神飲料吧！有助於提神醒腦。

飯前一杯水增加飽足感

下班離開辦公室前，再喝一杯淨水，增加飽足感，待會吃晚餐時，自然不會暴飲暴食。

睡前為身體再加油

睡前一至半小時再喝上一杯淨水！這樣一天就攝取到 2000c.c.的水。不過別一口氣喝太多，宜控制在 200c.c.左右，以免夜尿影響睡眠品質。「喝好水，好喝水」，讓身體更健康！

喝多少水才是標準

　　其實，喝水的量是沒有嚴格標準的，只是有一些說法可參考，如看看自己的尿液像白開水一樣清清的，量多且順暢，這樣的量就表示喝得夠，而顏色較深就應該多喝水；不過特別提醒大家，有時清清如水的尿液，並非是喝足水，而可能是腎功能衰竭，根本無法排出體內廢物，所以最好請教醫師，瞭解自己的腎臟是否健康。同時，如果有運動，也要增加飲水量。下列計算法可供參考：

喝水量＝「體重」乘以「40c.c.」

　　因此體重 60 公斤的正常人，每日喝水量至少應為 2400c.c.。

　　喝水對於老年人非常重要，由於老年人體內水份明顯減少且老人知覺較為遲鈍，少有口渴感覺，常無法適切反應身體內缺水的情形。當體內水份不足、攝入水份太少，使腦血流量降低、高血壓症狀加劇、血液含氧量下降、腦脊髓液太黏稠，影響神經傳導速度及大腦活動敏銳與靈敏性，人容易呆滯，最後導致老年癡呆症。故水份的攝取必須足夠，水份有助於體內食物的消化吸收及營養的輸送，且可以稀釋體內廢物如尿酸，以利腎臟排泄，並可防止便秘。為免夜間如廁影響睡眠，可在白天多喝水，避免睡前喝水，夜尿頻繁影響睡眠品質。

　　至於有結石、痛風、心臟衰竭、腎衰竭、肝硬化、腹水或尿毒癥患者飲水量則需要注意，喝水量需經醫師指示調整。

最好用對症調養飲料代替白開水

　　平時補充水分，最好喝「對症飲料」，用「對症飲料」來替代白開水，一舉兩得。當然，我說的飲料不是市面販售的碳酸飲料，那些

飲料人工添加物很多，尤其糖分極高，喝下去對身體沒有甚麼益處。所謂的「對症飲料」，是針對身體狀況量身訂製的飲料，採用的食材是天然蔬果食材、安全的中藥材，沒有人工添加物。如何調配對症飲料，本書的第二冊和第三冊都有詳細介紹。

老人家最重要的是心態健康

生活中，我們可以看到不少充滿活力的老頑童，銀鬚白髮卻童心未泯！

這些銀髮老人雖然已經進入老年，但依舊詼諧幽默、樂觀自在、喜歡嬉戲玩耍，甚至和幼兒打鬧逗趣、廣交朋友。悠哉！樂哉！

他們是老年人中的佼佼者，享受著黃金般的年華。老人家，心態健康最重要，做自己情緒的主人，學會控制自己的情緒，理智地分析，保持冷靜。萬事當前，靜為要。絕不怒氣衝天，大怒大悲。心裡頭有事情的時候，可到公園散心、聽音樂、看電影，或投身於自己有興趣的工作之中，比如當義工。設法清除情緒垃圾，不要讓不愉快的情緒淤積在心中。

老年人要培養「四樂」精神：

一、「助人為樂」

二、「知足常樂」

三、「自得其樂」

四、「與眾同樂」

　　總之，老人要自我調整情緒與心態，培養自己能尋找到「愉快」的精神。舉例來說，我公司有位同事陳美萍的父親，今年 95 歲，每天喝「有機精力湯」，身體十分健康。他的心態也很純真，返老還童，到公園去就跟小孩一樣，坐翹翹板、騎木馬，跟小孩子玩在一起。平常有什麼新奇想法，會寫在筆記裡。為了不讓自己的記憶力衰退，從 85 歲開始就玩益智遊戲，後來還把益智遊戲所有題庫都破解，拿到金字塔益智遊戲的金牌冠軍，最近，聽說有人要出版他的益智遊戲研究心得。他的心態就很健康，也不太麻煩別人什麼事，一個人悠游自己的天地，自得其樂，在興趣中找到自己的成就感，還與眾同樂，這樣不是很好嗎？

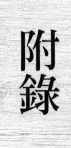

附錄

升糖指數表

類種類	食物名稱	GI（Glycemic index）值	高／中／低 GI 值
澱粉類	白米飯	72	
澱粉類	白米粥	88	
澱粉類	糯米飯	98	
澱粉類	馬鈴薯	85	
糕餅點心類	麻糬	90	
澱粉類	饅頭	80	
澱粉類	燒餅	69	高 GI 值（≥70）
澱粉類	白吐司	75	
澱粉類	法國麵包	80	
澱粉類	牛角麵包	70	
水果類	荔枝	79	
水果類	西瓜	72	
澱粉類	麵線	68	
澱粉類	米粉	61	
澱粉類	烏龍麵	62	中 GI 值（56~69）
澱粉類	地瓜	61	
糕餅點心類	蘇打餅乾	65	

水果類	木瓜	59	中 GI 值（56~69）
水果類	鳳梨	59	
水果類	哈密瓜	65	
澱粉類	糙米飯	50	低 GI 值（≤55）
澱粉類	薏仁	29	
澱粉類	燕麥粥	54	
澱粉類	冬粉	39	
蔬菜類	玉米	53	
水果類	水梨	38	
水果類	香蕉	52	
水果類	奇異果	53	
水果類	蘋果	38	
水果類	芒果	51	
水果類	葡萄	46	
水果類	葡萄柚	25	
水果類	柳橙	42	
水果類	釋迦	54	
水果類	草莓	40	
水果類	櫻桃	22	
水果類	桃子	42	
水果類	李子	39	

簡易排餐表

時間	排餐
(一)起床時	溫開水
(二)早餐	正常吃
(三)10:00	溫開水
(四)11:00	水果
(五)午餐	正常吃
(六)15:00	溫開水
(七)16:30	溫開水
(八)17:00	水果
(九)晚餐	正常吃
(十)20:30	溫開水或水果

使用〈簡易排餐表〉時，請盡量依照本書 P.42 到 P.46 中表三與表四的建議，選擇合適的三餐食物與水果。

國家圖書館出版品預行編目（CIP）資料

喚起體內的神醫 (一)總論篇：歐陽英教你成為
自己的養生大師 / 歐陽英著. -- 初版. -- 新北市：
大喜文化，2019.01
　　　面；　公分. --（呷健康；5）
　ISBN 978-986-96463-6-9（平裝）

呷健康 05

喚起體內的神醫 (一)總論篇：
歐陽英教你成為自己的養生大師

作　　者　歐陽英
編　　輯　蔡昇峰
發 行 人　梁崇明
出 版 者　大喜文化有限公司
登 記 證　政院新聞局局版台 業字第 244 號
P.O.BOX　中和市郵政第 2-193 號信箱
發 行 處　23556 新北市中和區板南路 498 號 7 樓之 2
電　　話　（02）2223-1391
傳　　真　（02）2223-1077
E - m a i l　joy131499@gmail.com
銀行匯款　銀行代號：050，帳號：002-120-348-27
　　　　　　臺灣企銀，帳戶：大喜文化有限公司
劃撥帳號　5023-2915，帳戶：大喜文化有限公司
總經銷商　聯合發行股份有限公司
地　　址　231 新北市新店區寶橋路 235 巷 6 弄 6 號 2 樓
電　　話　（02）2917-8022
傳　　真　（02）2915-7212
初　　版　西元 2019 年 1 月
流 通 費　新台幣 400 元
網　　址　www.facebook.com/joy131499